Ithar Adel

7Mind

Geschichten zum Einschlafen

Ithar Adel
7Mind

GESCHICHTEN ZUM EINSCHLAFEN

für Erwachsene

Mit Illustrationen

von

Katharina Bitzl

allegria

MIX
Papier
FSC FSC® C083411

Allegria ist ein Verlag der Ullstein Buchverlage GmbH

ISBN: 978-3-7934-2429-1

2. Auflage 2020

Umschlaggestaltung: 7Mind – Ana Manuel und Ross Angus
Innenillustrationen © Katharina Bitzl
Satz: LVD GmbH, Berlin
Gesetzt aus der Neuzeit Grotesk und der Amasis MT
Druck und Bindearbeiten: CPI books GmbH, Leck
Printed in Germany

Inhaltsverzeichnis

Vorwort

Die Rückkehr einer geliebten Tradition

Früher, als wir noch Kinder waren, schien alles einfacher. Auch das Einschlafen. Unter die Decke gekuschelt, lagen wir im warmen Bett und ließen uns jeden Abend eine Geschichte vorlesen. Und egal, wie aufregend der Tag auch gewesen war, nach einer Weile fielen uns die müden Augen zu, und wir wanderten ins Land der Träume.

Heute, als Erwachsene, fühlt sich das Leben mindestens genauso aufregend an wie damals. Wir leben in einer vernetzten und hektischen Welt, übernehmen Verantwortung für uns und unsere Familien. Wenn wir abends im Bett liegen und es Zeit ist, zu schlafen, dreht sich unser Gedankenkarussell oft noch unentwegt weiter und hält uns wach. Die Folge ist unruhiger und unausreichender Schlaf.

Jeder von uns weiß, wie schön es ist, gut erholt und beschwingt in den Tag zu starten. Viele von uns haben jedoch vergessen, dass gesunder Schlaf eine gute Schlafroutine braucht, egal, ob im Kindesalter oder als Erwachsener.

Deshalb schreibe ich Einschlafgeschichten für Erwachsene. Wir können uns auch selbst die Zeit und die Liebe entgegenbringen und uns jede Nacht in den Schlaf lesen.

Ich lade dich dazu ein, deine neue Schlafroutine zu entdecken. Mach es dir gemütlich, und kuschle dich in dein Bett. Lege bewusst alle Pflichten und To-do's beiseite, und tauche ab in eine andere Welt.

Weil unser Alltag schon spannend genug ist, handeln die folgenden zehn Geschichten von entspannten Begebenheiten. Nimm dir die Zeit, die du brauchst, um dich in sie hineinfallen zu lassen.

Es kann sein, dass es einige Tage dauert, bis dein Gehirn verinnerlicht hat, dass Geschichtenzeit auch Schlafenszeit bedeutet. Vielleicht gefällt dir eine der zehn Geschichten oder eine Stelle daraus besonders gut. Du kannst auch das Gleiche immer und immer wieder lesen oder vor deinem inneren Auge ablaufen lassen – in den Geschichten geht es ausnahmsweise einmal nicht darum, ständig etwas Neues und zusätzliche Spannung zu erfahren. Manche Menschen schlafen am besten, wenn sie jede Nacht die gleiche Geschichte lesen und sie irgendwann mit dem Einschlafen verbinden.

Lass die geliebte Tradition der Einschlafgeschichten wieder in dein Leben einkehren, und genieße das wunderbare Gefühl, in Geborgenheit einzuschlafen.

Ich wünsche dir viel Schlaf mit diesem Buch,
Ithar Adel

Übrigens:
Im Anschluss der zehn Geschichten warten noch ein paar Tipps und Tricks auf dich, wie du deine neue Schlafroutine besonders angenehm gestalten kannst.

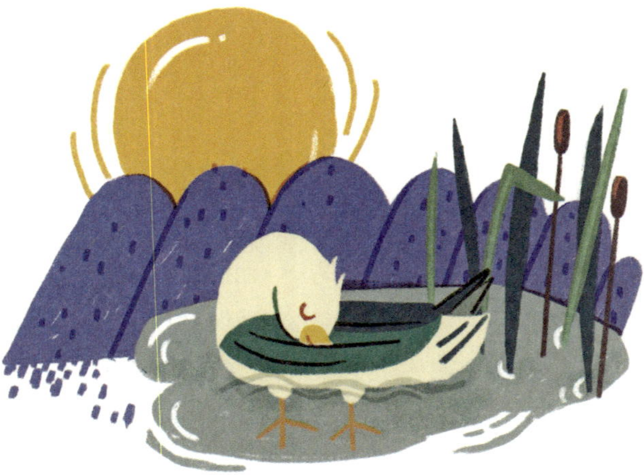

Der Nachtzug

Lena sah den dunkelblauen, altmodischen Zug langsam am Bahnhof einfahren und merkte, wie Vorfreude in ihr aufkam.

Sie war auf der Reise zum Ferienhaus der Großeltern, und sie wusste: Keine Zugstrecke war so schön wie diese. Den restlichen Abend und die gesamte Nacht würde sie in diesem Zug verbringen und morgen früh entspannt an der Endhaltestelle ankommen, in dem kleinen Ferienort am Meer, den sie seit ihrer Kindheit jedes Jahr besuchte.

Der Zug kam so zum Halt, dass Lena vor dem Wagen stand, in dem sie ihren Schlafplatz reserviert hatte. Die Tür öffnete sich automatisch, und Lena stieg erwartungsvoll ein. Der Waggon kam ihr bereits vertraut vor.

Der Zug war eines jener antiken, liebevoll eingerichteten Modelle, wie sie Lena aus alten Filmen kannte. Das Licht im Waggon war warm und gedimmt. Von draußen schien die Abendsonne herein. An diesem kühlen Frühsommerabend war es hier im Zug angenehm warm und gemütlich.

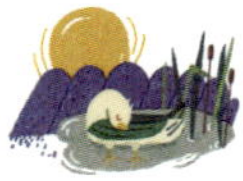

Lena ging einige Meter bis zu dem leeren Abteil, an dem sie ihre Platznummer entdeckte. Sie betrat das Abteil, setzte sich ans Fenster und stellte ihren kleinen Koffer auf den Boden, um sich erst einmal in Ruhe umzuschauen. Sie strich sanft mit der Hand über den burgunderrot bezogenen Sitz neben ihr. Die Plätze waren geräumig, und ihrer fühlte sich sehr bequem an.

Der Boden war mit dunklem, tannengrünem Teppich belegt, der dem Abteil eine behagliche und wohnliche Atmosphäre verlieh. Die Wände des Zuges waren aus edlem Mahagoniholz. Links und rechts von dem großen Fenster, durch das die Abendsonne fiel, hingen dunkelbraune Stoffvorhänge. Sie würden das Abteil während des Schlafens angenehm dunkel halten, freute sich Lena.

Lena legte den Koffer nun auf die Gepäckablage und nahm Platz. Sie vernahm, wie sich im Hintergrund leise die Türen schlossen. Dann fuhr der Zug gemächlich los.

Schon wenige Minuten später trat eine sympathische Schaffnerin ins Abteil ein und begrüßte Lena freundlich.

Nachdem sie Lenas Ticket kontrolliert hatte, informierte sie sie darüber, dass dieser Zug ganz ohne Zwischenstopp bis zur Endhaltestelle durchfahren würde. Lena wusste dies bereits von ihren früheren Fahrten und liebte diese Strecke genau dafür. Sie bedankte sich lächelnd bei der Schaffnerin und wünschte ihr einen schönen Abend und eine gute Nacht. Als die Schaffnerin das Abteil verlassen hatte, schaltete Lena ihr Handy aus und verstaute es in ihrem Koffer. Sie wusste, dass sie es die restliche Fahrt nicht mehr brauchen würde und dass sie die Fahrt so am besten genießen könnte.

Lena hatte eine lange Woche hinter sich und freute sich, den Abend ganz für sich zu haben. Sie merkte, wie ein Gefühl der Dankbarkeit in ihr aufkam – dafür, dass sie diesen Abend in vollständiger Ruhe und Gemütlichkeit verbringen konnte. Sie lehnte sich in ihren Sitz, atmete tief ein und ließ mit dem Ausatmen die Anspannungen in ihrem Körper los.

Wie immer auf dieser Fahrt hatte sich Lena eine flauschige Decke und ein großes, weiches Kissen mitgenommen. Sie machte es sich in ihrem geräumigen Sitz bequem. Das Kissen legte sie hinter ihren Kopf, die Decke über den ganzen Körper. Die Decke duftete frisch gewaschen, sie war weich und warm. Lena drehte ihren Kopf und schaute entspannt aus dem Fenster, wo sie die Eindrücke der vorbeirauschenden Außenwelt wahrnahm:

Der Zug hatte die Stadt bereits hinter sich gelassen und fuhr nun an kilometerlangen Weizenfeldern vorbei. Am Horizont erschien ein weitflächiger Nadelwald. Die langsam untergehende Sonne warf ihr Licht auf die vielen Bäume und hüllte den gesamten Wald in einen goldenen Schleier.

Noch weiter entfernt am Horizont erstreckte sich ein breites Bergpanorama. Die Berge, die man nur blass erkennen konnte, waren an der Spitze mit Schnee bedeckt und blieben hinter den Bäumen des Waldes, an denen der Zug vorbeifuhr, gänzlich unbewegt im Hintergrund. Der Himmel gedämpftes Blau, bestückt mit einem leuchtenden Wolkenmeer.

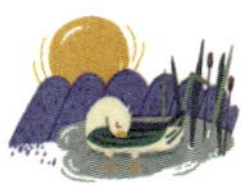

Bald wichen die Weizenfelder einem verträumten Weiher. An seinem Rand wiegten sich die Zweige groß gewachsener Trauerweiden im Wind. Sie ragten mehrere Meter in den Himmel. Ihre ausladenden Baumkronen ragten über den Weiherrand. Manche ihrer hängenden Äste berührten sanft die Wasseroberfläche.

Auf der Wasseroberfläche des Weihers spiegelte sich das Blau des dunkler werdenden Abendhimmels. Die Abendsonne legte einen orangefarbenen, leuchtenden Schimmer auf das Gewässer, dessen Oberfläche der sanfte Wind in leichte Wellen legte. Die Wasseroberfläche funkelte golden. Auf einer Seite des Weihers waren auch die Bäume in das Abendlicht gehüllt.

Am Rande des Gewässers ragte vereinzelt wildes Schilfrohr aus dem Boden. Ringsherum pickten ein paar braungraue Enten in gelassener Geschäftigkeit mit ihren gelben Schnäbeln im Wasser herum. Unter ihnen waren auch einige Küken, die eifrig die älteren Tiere nachahmten und ihnen überallhin folgten. Einige Enten trieben unbekümmert auf dem Wasser, mit geschlossenen Augen, ihre Köpfe friedlich auf dem Federkleid abgelegt. Sie schienen die Wärme der letzten Sonnenstrahlen zu genießen.

Lenas Blick blieb bei den schlafenden Enten. Sie drehte ihren Kopf mit ihnen, während der Zug langsam an den possierlichen Tieren vorbei weiterrollte. Die ruhenden Enten strahlten Frieden und Gelassenheit aus, die Lena in diesem Moment auch in sich spüren konnte.

Lena horchte in sich hinein. Sie fühlte eine Ruhe im Brustbereich, die sie seit langer Zeit nicht mehr so klar gespürt hatte. Sie nahm wahr, wie sich ihre Bauchdecke mit dem Einatmen langsam auf … und mit dem Ausatmen langsam ab bewegte.

Auf … und ab …

Mit der wohligen Wärme unter ihrer Decke überkam Lena ein tiefes Gefühl der Zufriedenheit, und sie ließ sich für einen erholsamen Moment in dieses Gefühl hineinfallen.

Langsam griff sie in ihren Rucksack und holte eine silberne Thermoskanne heraus, in die sie sich ihren geliebten Gutenachttee gefüllt hatte. Sie öffnete den Deckel der Kanne und nutzte ihn als Tasse. Aus der Kanne dampfte die warme Flüssigkeit und verteilte im Abteil den wohligen Geruch von Lavendel. Sie schenkte sich eine Tasse ein und nahm einen Schluck. Der Tee schmeckte genau so, wie sie ihn liebte. Er wärmte erst ihren Hals, dann ihren Bauch und innerhalb weniger Momente ihren ganzen Körper. Lena trank fast jeden Abend vor dem Zubettgehen noch einen Lavendeltee und fühlte sich so auch hier im Zug fast wie zu Hause vor dem Schlafengehen.

Dann richtete Lena ihre Aufmerksamkeit wieder auf die Szenerie außerhalb des Zuges. Sie hatten den Weiher hinter sich gelassen. Vor ihren Augen eröffnete sich ein neues Panorama. Weite, flache, sattgrüne Felder erstreckten sich über Kilometer hinweg.

Der Zug näherte sich einer Kurve und verlangsamte seine Fahrt. In diesem Tempo konnte Lena die Felder besonders genau betrachten.

Das Gras wuchs wild auf unebenem Boden und war hier und da von Büscheln aus Gänseblümchen, Brennnesseln und Löwenzahn durchzogen. Der Löwenzahn hatte sich bereits in Pusteblumen mit weißen, wollig runden Köpfen verwandelt und wiegte sich leicht im Wind.

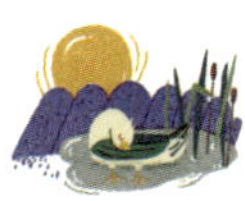

Bei genauerem Hinsehen entdeckte Lena einen Feldhasen, der über die Wiese hoppelte. Sein Fell war braun mit dunklen Spitzen. Seine Löffelohren waren länger als bei einem Kaninchen, und an den Spitzen waren sie ebenfalls dunkel. Sein runder Stummelschwanz war weiß und flauschig.

Der Hase blieb stehen und mümmelte genüsslich im Gras.

Für Lena war es ein beruhigender Anblick, ein Tier in ungestörter Freiheit zu erleben.

Dann hoppelte er weiter und verschwand hinter einem kleinen Busch. Eine Weile lang konnte Lena noch seine Löffel hinter dem Gestrüpp erspähen, bis das Tier irgendwann gänzlich verschwunden war.

Es war mittlerweile schon etwas dunkler geworden, und an den Farben außen konnte Lena sehen, dass die Sonne schon sehr tief stand. Das dunkle Grün der Felder war an den Stellen, an denen die Sonne darauffiel, in ein sattes, schimmerndes Dunkelorange gehüllt.

Für ein paar Augenblicke tauchte Lena komplett in die Szenerie ein und nahm sie in vollen Zügen in sich auf.

Lena schaute wieder verträumt auf die Felder und bemerkte vereinzelt violette Farbtupfen, die aus dem Gras ragten. Bei genauerem Hinsehen erkannte sie, dass es Lavendel war. Je weiter der Zug vor sich hin fuhr, desto mehr war der Boden mit Lavendelbüschen übersäht. Es wurden immer mehr. Bald waren die Felder weit und breit voll mit Lavendel, ebenmäßig verteilt wie ein Teppich. Das Licht der Abendsonne ließ das Violett des Lavendels besonders warm erscheinen.

Hinter dem Lavendelfeld ragte ein Hügel empor, auf dem ein paar Dutzend Häuser eng aneinander standen. Sie zeigten in verschiedene Richtungen und waren auf unterschiedlichen Höhen verteilt, vom Fuße bis zur Spitze des kleinen Berges. Die Häuser waren in rosafarbenen Pastelltönen gestrichen, von den Fassaden bis über die Türen, und selbst ihre Ziegeldächer leuchteten in sattem Rosa.

Zwischen den einzelnen Häusern des Dorfes blühten Kirschbäume. Die Baumkronen leuchteten in Pink und Weiß und sahen aus der Entfernung aus wie Zuckerwatte. Die Sonne schien auf die Fassaden der Häuser und ließ das ganze Dorf warm strahlen. Mit dem Lavendelfeld am Fuße des Dorfhügels erinnerte Lena dieser Anblick an das Motiv einer romantischen Postkarte. Aus der Entfernung konnte sie keine Menschen erkennen und fragte sich, was für Menschen es wohl waren, die in dem verträumten Dorf lebten. Sicherlich waren einige Lavendelfarmer unter ihnen. Und bestimmt hatten sie einen Hang zum Schönen und wussten um die harmonische Lage ihres Dorfes, dachte sich sie sich schmunzelnd. Wer in so einer märchenhaften Kulisse lebte, wusste das bestimmt zu schätzen.

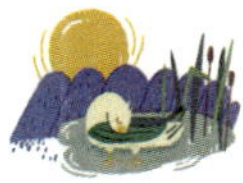

Der Abendhimmel hatte mittlerweile einen anderen Ton angenommen, die Sonne würde nun jeden Moment untergehen. Die letzten Strahlen leuchteten fast flammend rot über dem Dorf und dem Feld. Die Luft schien zu pulsieren und zu flackern. Das Lichtspektakel glich einem Gemälde, wie französische Impressionisten es malten.

Lena nahm den Anblick mit einem tiefen Einatmen in sich auf und fühlte sich verbunden mit dem, was sie draußen sah, und vergaß völlig, dass sie in einem fahrenden Zug saß. Sie war eins geworden mit dem wunderschönen Anblick des Dorfes am Lavendelfeld. Der malerische Moment dauerte nur wenige Sekunden, fühlte sich aber an wie eine kleine Ewigkeit.

Innerhalb weniger Augenblicke war das feurige Spektakel vorbei. Die letzten Sonnenstrahlen waren erloschen und einem dezenten rötlichen Schleier am Himmel gewichen, der noch ein klein wenig Wärme in sich trug. Die Fassaden des Dorfes leuchteten nur noch schwach. In einigen der Häuser brannte Licht, und auf den Wegen gaben Laternen schummriges Licht von sich. Das Lavendelfeld hatte ein kälteres Violett angenommen, und Lena konnte förmlich spüren, dass es draußen mit der untergehenden Sonne um einiges kühler geworden war. In den Häusern, stellte sie sich vor, hatten es die Menschen warm und gemütlich. Genauso wie Lena in ihrem Abteil.

Dem Lavendeldorf folgten großen Felder. Lena war entspannt, und ihr Blick wanderte ins Innere des Abteils auf den gegenüberliegenden Sitz. Sie war in ihrem kleinen Reich, vor dessen Fenster die Natur ihr abendliches Schauspiel aufführte.

Lena war entspannt und ausgeglichen wie lange nicht mehr.

Lena machte sich schlafbereit. Sie griff nach ihrem Rucksack, warf ihn sich über die rechte Schulter und verließ ihr Abteil.

Auf dem Weg in den Waschraum lief sie an anderen Abteilen mit verschlossenen Glastüren vorbei. In einem Abteil saß eine junge Mutter mit einem Kleinkind auf dem Schoß. Der Junge schlief in ihren Armen. Sie wiegte ihn langsam hin und her und küsste ihn zart auf die Stirn.

In einem anderen Abteil saßen sich eine ältere Dame und ein älterer Herr gegenüber. Beide hatten sich zugedeckt. Der Mann hatte seine Augen geschlossen und schien auch schon zu schlafen. Seine Hände lagen auf seinem Bauch und hielten ein Buch, über dem er anscheinend eingenickt war.

Die Frau trug eine Lesebrille und las bei gedimmtem Licht in einem dicken, braun gebundenen Buch. Lena konnte nicht erkennen, was für ein Buch es war, es schien jedoch sehr spannend zu sein, denn ihre Augen folgten Zeile um Zeile mit einem konzentrierten Gesichtsausdruck.

Lena musste an ihre eigenen Großeltern denken und spürte ein warmes, liebevolles Gefühl in sich aufkommen. Früher war sie diese Strecke oft zusammen mit ihren Großeltern gefahren und hatte so lange gelesen, bis sie in den Armen ihrer Großmutter eingeschlafen war.

Zurück aus dem Waschraum, ging Lena wieder in ihr Abteil. Im Vorbeigehen schaute sie noch einmal in das Abteil der älteren Dame. Sie war nun auch eingeschlafen. »So spannend war das Buch wohl doch nicht«, dachte Lena und schmunzelte.

Die junge Mutter mit dem Kleinkind war ebenfalls eingeschlafen. Das Kind lag friedlich in ihren Armen, und sie hatte über sich und das Kleine eine kuschelige Decke gelegt. Lena genoss für einen Moment den friedlichen Anblick.

Wieder in ihrem Abteil angekommen, konnte es Lena kaum erwarten, es sich nun selbst bequem zu machen und zu schlafen. Sie sank auf den weichen Sitz, deckte sich mit ihrer Decke zu und rekelte sich hinein in die angenehmste Position, um entspannt zu schlafen. Sie blickte noch mal aus dem Fenster.

Draußen war es bereits dunkel, und der Zug fuhr immer noch an weiten Feldern vorbei. Dort, wo die Sonne untergegangen war, schimmerten am Horizont noch einige Wolkenschleier rötlich auf. Der Rest des Himmels war blasses Blau.

In der Ferne machte Lena hohe, schlanke Türme aus, die quer über die Felder verstreut standen. Es dauerte einige Momente, bis Lena erkannte, dass es sich um Windräder handelte. Anmutig ragten sie in die Luft. Ihre Flügel drehten sich geschmeidig und ebenmäßig im Kreis. Vor dem erloschenen Abendhimmel waren die Windräder nur noch in dunklen Silhouetten zu erkennen.

Aus Neugier begann Lena, die Windräder zu zählen:

Eins … zwei … drei … vier … fünf … sechs … sieben … acht … neun … zehn.

Gerade als der Zug an den Windrädern vorbeigefahren war, sah Lena, wie sie sich einer weiteren Gruppe von Windrädern näherten. Sie begann, auch diese zu zählen, diesmal etwas langsamer:

Eins … zwei … drei … vier … fünf … sechs … sieben … acht … neun … zehn.

Die Windräder verschwanden allmählich in der Ferne.

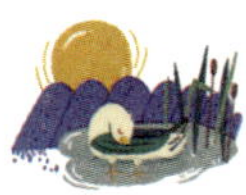

Draußen war es mittlerweile richtig dunkel, und Lena erkannte nur noch die Silhouetten der Baumspitzen eines Waldes. Lenas Augenlider wurden schwer.

Sie schaute sich in ihrem Abteil um, nahm noch einen Schluck vom warmen Tee und schloss ganz langsam die Augen. Sie atmete tief ein und entspannt aus. Dann ließ sie sich noch tiefer in ihren Sitz zurückfallen und merkte, wie sich ihr ganzer Körper mit einem wohligen, warmen Gefühl der Geborgenheit und Entspannung füllte. Ihr Schlafplatz trug sie durch die Nacht, und ihr war fast so, als hielte ihr Sitz sie liebevoll in seinen Armen.

Der Zug fuhr gemächlich vor sich hin und schwankte leicht. Es war wie das beruhigende, leichte Schaukeln auf einer Hängematte.

Während Lena immer müder wurde, sank sie tief ein in das beruhigende, sich sanft wiederholende Fahrgeräusch des Zuges auf seiner langsamen, rhythmischen Fahrt. Es war das ihr vertraute, angenehme Geräusch, das die Räder von alten Zügen machen, wenn sie über Gleise gleiten.

Lena fing an, im Takt des Fahrgeräusches zu zählen:

Bei zehn angekommen, fing sie von vorne an.

Sie bemerkte, dass sie mittlerweile im Takt der Zuggeräusche atmete.

Eins … zwei … drei … vier … fünf … sechs … sieben … acht … neun … zehn.

Vom Rhythmus ihres Atems getragen, lösten sich Lenas Gedanken in immer ferneren Gefilden auf, und sie glitt in einen tiefen, entspannten Schlaf.

Als Lena am nächsten Morgen erwachte, war sie wunderbar erholt. Der Zug fuhr am Bahnhof ein, und sie erkannte bereits den Strohhut auf dem Kopf ihrer Großmutter, die am Bahnsteig sehnsüchtig auf Lena wartete.

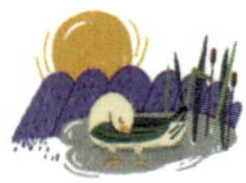

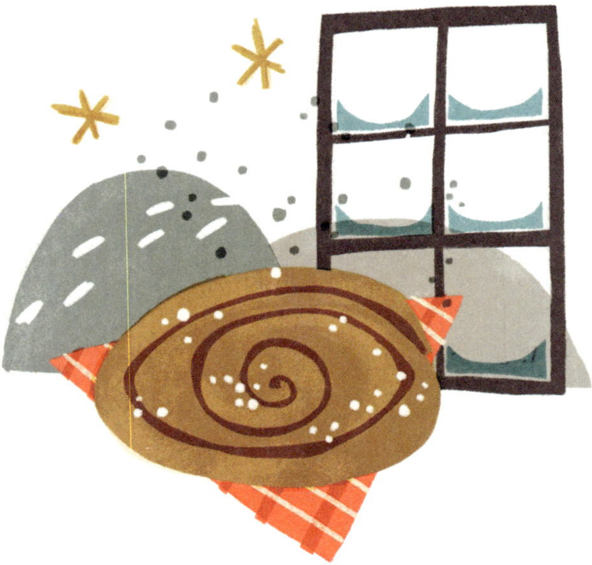

Die Lichter des Nordens

Lia stand neben mir, und wir blickten über die malerische Winterlandschaft Lapplands.

Die Sonne war gerade erst aufgegangen und schimmerte weich durch die Silhouetten der Fichten und Kiefern hindurch. Vor uns lag eine geschlossene Schneedecke, die Luft war klirrend kalt und trocken. Es herrschte völlige Ruhe, als dämpfte der Schnee sämtliche Geräusche der Natur. Das Einzige, was wir in diesem Moment hörten, war das dumpfe Knarzen unserer Stiefel, während wir durch das glitzernde Weiß stapften.

Am Abend zuvor waren wir angereist und hatten unsere erste Nacht in einem kleinen Dorf nördlich des Polarkreises verbracht. Wir wohnten in einer gemütlichen Holzhütte, mit einem Kamin, plüschigen Teppichen und Kissen um uns herum.

Den ersten Tag begannen wir mit einer kleinen Erkundungstour durch die Umgebung. Da die Sonne hier im Winter erst spät aufging, hatten wir lange geschlafen, ausgiebig gefrühstückt und geduldig den Sonnenaufgang abgewartet.

Wir trugen unsere wärmste Winterkleidung: jeder einen kuschelig warmen Schneeanzug, mit Fell gefütterte Stiefel, Handschuhe, Mütze und Schal. Mein Gesicht war der einzige Fleck an meinem Körper, an dem ich die frische Kälte der Luft auf meiner Haut spüren konnte. Und selbst das Gesicht hatte ich mit einer Kältecreme eingerieben, welche die Wärme auf der Haut isolierte und sie vor Unterkühlung schützte.

So gut vorbereitet und warm gehalten genoss ich die nordische Luft auf meinen Wangen.

Lia war einige Jahre zuvor schon einmal hier gewesen. Sie kannte sich gut aus und wollte mir unbedingt ein Café in der Nähe zeigen.

Wir liefen mit Wanderstöcken einen Weg entlang, auf dem der Schnee bereits platt getreten war. Vorbei ging es an weiß gepuderten Fichten und im Sonnenlicht leuchtenden Schneedünen. Alles sah wie dick gepolstert aus. Der Anblick der eingeschneiten Landschaft, die gedämpften Geräusche und sogar wir in unseren dicken Schneeanzügen kamen uns vor, als seien wir in Watte gepackt.

An einigen Bäumen hingen Eiszapfen, und hier und da schauten die Spitzen von dunkelgrünen Büschen aus dem Schnee. Der Anblick der Natur um uns herum war idyllisch und nahm uns ganz in seinen Bann. So verbrachten wir den Spaziergang die meiste Zeit in harmonischem Schweigen.

Der Schönheit der atemberaubenden Landschaft um uns herum begegneten auch wir instinktiv mit

Ruhe und genossen sie still – jeder für sich, und doch irgendwie gemeinsam.

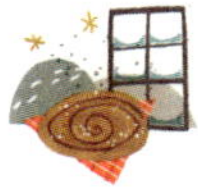

Vor uns erstreckte sich eine Ebene, auf der weder Bäume noch andere Pflanzen standen.

Über Kilometer hinweg erstreckte sich eine mit funkelndem Schnee bedeckte ebene Fläche, umgeben von einigen Nadelbäumen wie von einem Zaun: Wir standen vor einem zugefrorenen See.

Die Sonne stand immer noch niedrig und hüllte den leicht bewölkten Himmel in ein blasses Gold. Im Winter hing die Sonne hier den gesamten Tag über tief am Horizont. Der Schnee reflektierte die Farben des Himmels und trug ebenfalls einen leicht goldenen Schimmer. Weit hinter den Nadelwäldern waren die Konturen einiger Bergspitzen zu erkennen. Am Waldrand sah ich einen Mann, der auf einem Tretschlitten stand und über den gefrorenen See glitt.

Wir liefen ein paar Hundert Meter um den funkelnden Eissee herum und kamen schließlich an einem Holzhaus an, das direkt am Ufer des Sees stand. Das Haus war rot gestrichen, hatte weiße Fensterrahmen und ein Dach, das dick mit Schnee bedeckt war. Es wirkte urgemütlich und erinnerte mich ein bisschen an ein Lebkuchenhaus. Dieses kleine Haus war das Café, das Lia bei ihrer letzten Reise hier entdeckt hatte. Sie hatte sich seitdem immer wieder nach diesem Ort gesehnt und freute sich schon den ganzen Morgen darauf, mir das Haus zu zeigen.

In dem Haus empfingen uns der süße Duft von Zimt und der herbe Duft von Kaffee. In einem Kachelofen prasselte Holz. Es war so warm, dass wir unsere warme Kleidung ablegten.

Das Café war ein liebevoll eingerichteter Raum. Von hier konnten wir direkt auf den funkelnden See blicken. An der Fensterfront standen kleine Holztische und Bänke, an denen sich jeweils zwei Personen gegenübersitzen konnten. Neben einer alten Dame, die in einer Zeitschrift las, waren wir die einzigen Gäste. Sie blickte kurz auf, begrüßte uns lächelnd und vertiefte sich wieder in ihre Lektüre.

Der Raum war nicht groß, aber üppig dekoriert. An den Wänden hingen gerahmte Bilder in allen Größen und Formaten und unterschiedlichen Holzrahmen, scheinbar willkürlich über die Wände verteilt. Manchen waren Fotos von Menschen, die dieses Café einmal besucht hatten, und andere waren Gemälde von Landschaften oder Tieren. Knapp unter der Decke hingen schmale Regale mit kleinen Teekesseln, Porzellanstatuen, Holzpuppen, Büchern und Miniaturelchen aus Stroh. In einer Ecke des Raumes hingen Musikinstrument von der Decke: eine Violine, eine Ziehharmonika, ein Waldhorn.

Die bunte Mischung an nostalgischen Gegenständen erinnerte mich an einen Besuch bei meiner Großmutter und auch ein bisschen an einen Antiquitätenladen. Es wirkte wie ein Ort, an dem die kleinen schönen Dinge des Lebens wertgeschätzt wurden und die Zeit irgendwann stehen geblieben war.

Ich freute mich, hier zu sein, und fühlte mich sehr wohl.

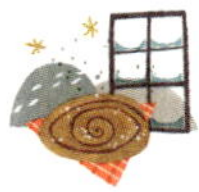

Gegenüber vom Eingang, am anderen Ende des Raumes, war eine Verkaufstheke, hinter der sich die kleine Küche des Cafés befand.

»Hello!«

Eine junge Frau stand hinter dem Tresen und winkte uns freundlich zu.

Sie nahm unsere Bestellung auf und reichte uns einen Moment später schon unseren Kaffee und Zimtschnecken über die Theke. Sie erzählte uns, dass sie uns sehr gerne beliebig oft kostenlos Kaffee nachschenken würde. Das war hier in der Gegend üblich. Wir fühlten uns hier willkommen.

Wir setzten uns an einen Holztisch direkt ans Fenster und blickten auf den See. Die Aussicht war so unbeschreiblich schön, dass wir einfach nur dasaßen und schwiegen. Die Zimtschnecken waren noch warm und saftig. Der Kaffee war kräftig und schmeckte lecker.

Ich verstand, warum mir Lia dieses Café so gern hatte zeigen wollen.

Ich fühlte mich dermaßen wohl, dass ich alles andere aus meinem Leben völlig vergaß. Da war dieses kleine gemütliche Lokal am anderen Ende der Welt, und ich war hier mit einem Menschen, mit dem ich sehr gern Zeit verbrachte. Wir waren rundum gut versorgt, und vor uns breitete sich eine malerische Landschaft aus.

Ich war dankbar dafür, diesen Moment so bewusst erleben zu können, und spürte, wie ich innerlich immer mehr entspannte.

Als es Nachmittag wurde, sich das Licht draußen schon ins Rötliche wandelte und dunkler wurde, machten wir uns auf den Weg zurück zu unserer Hütte. Wir packten uns wieder fest in unsere warmen Klamotten ein und verabschiedeten uns von den beiden Frauen im Café.

Ich schaute mich ein letztes Mal in dem Raum um und hoffte, ich würde eines Tages hierher zurückkehren.

Als wir das Café verließen, umgab uns wieder die trockene Kälte Lapplands.

Ich atmete tief durch und genoss die frische Luft. Wir hatten uns lange genug aufgewärmt, um nun bereit für den Rückweg durch den Schnee zu sein.

Wir nahmen den gleichen Weg zurück zu unserer Hütte, über den wir gekommen waren. Die Landschaft war nun in abendliches Rot gehüllt. In diesem

Licht wirkte alles völlig verändert und buchstäblich in einem anderen Licht.

Das Geräusch unserer stapfenden Schritte war unser ständiger Begleiter in der sonst so stillen Umgebung.

Auf unserem Weg erspähten wir an einer Stelle in einiger Entfernung eine Gruppe Rentiere. Sie steckten ihre Schnauzen friedlich in den Schnee und kauten auf etwas herum. Lia erzählte mir, dass unter dem Schnee Gras wuchs und sie sich davon ernährten.

Die Geweihe der Tiere waren – jedes für sich – in ihrer Form einzigartig. Das Fell der Rentiere war braun-gräulich und kurz.

Der Anblick von Rentieren vor einer verschneiten Winterlandschaft war zauberhaft und erinnerte mich an Weihnachten. Die Tiere schienen kein Problem mit der Kälte zu haben. Ich dachte daran, wie sich Lebewesen den unterschiedlichsten äußeren Bedingungen anpassen konnten. Auch die Menschen, die im Norden lebten, hatten sich mit der Kälte angefreundet und gelernt, mit den Bedingungen umzugehen. Offenbar konnten Lebewesen an den unterschiedlichsten Orten der Welt ein Zuhause finden, wenn sie sich nur auf ihre Umgebung einließen.

Wir gingen weiter, und als die Tiere aus unserem Blickfeld verschwunden waren, wandten wir uns wieder der Sonne zu und beobachteten, wie sie langsam unterging.

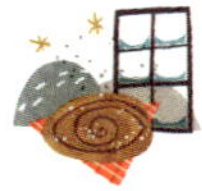

Als wir nach einer Weile in unserer Hütte ankamen, war es draußen gerade dunkel geworden. Wir betraten das Häuschen, drinnen war es kühl, und Lia machte sich sofort daran, unser Abendessen zuzubereiten. Währenddessen begann ich, den Kamin im Wohnzimmer anzufeuern.

In dem behaglichen Raum stand ein weiches gemütliches Sofa, darunter ein großer runder Teppich. Frisches Feuerholz lag in einem großen Korb bereit, der neben dem Kamin stand. In der Küchennische konnte ich Lia dabei zusehen, wie sie für uns eine Lachs-Kartoffel-Suppe zubereitete, welche hier im Norden eine Spezialität war.

Das Kaminfeuer wärmte den Raum innerhalb kürzester Zeit auf. Wir setzten uns auf das gemütliche Sofa vor das Feuer und löffelten die Suppe. Das heiße Essen und das prasselnde Feuer wärmten vollständig von innen und außen. Wir hatten die dicke Winterkleidung ausgezogen, die Beine hochgelegt und ruhten uns auch nach dem Essen noch eine Weile auf dem Sofa aus.

Im Haus gab es eine Sauna. Wir spürten die Anstrengung der Schneewanderung noch in den Knochen, also entschieden wir, noch eine Runde in der Sauna zu entspannen.

Die Sauna lag direkt neben dem Badezimmer, war aus wohlriechendem Holz und hatte einen kleinen Kaminofen, den wir erst einmal in Gang setzen mussten.

Am oberen Ende des Ofens war eine Kammer angebracht, in der dunkelgraue, kantige Steine für den Aufguss lagen. Als das Kaminfeuer die Steine ausreichend erhitzt hatte, gossen wir einen Aufguss mit wohltuenden, ätherischen Ölen darüber. Wir lehnten uns auf den Holzbänken der Sauna zurück und genossen den angenehmen Geruch der Öle. Die Luft in der Kabine wurde schwer und feucht.

Lia gab dem Aufguss seine Zeit und ließ die Luft wieder etwas trockener werden, bevor sie noch einmal nachgoss. Ich lehnte mich mit immer mehr Gewicht gegen die Holzwand und auf die Bank unter mir. Ich spürte, wie mich das Zusammenspiel aus angenehmer Erschöpfung, Wärme und wohlriechenden Ölen in eine tiefe Entspannung sinken ließ. Die feuchte Hitze in der Kabine war beruhigend und ließ mich die Zeit vergessen.

Nach der Sauna fühlten wir uns gleichzeitig angenehm schwer und völlig gelöst und nahmen uns alle Zeit, um uns zu trocknen, die Haare zu föhnen und die Betten herzurichten.

Es war schon später Abend, und der erlebnisreiche Tag neigte sich dem Ende zu. Eine kleine Überraschung wartete jedoch noch auf uns.

Als ich im Schlafzimmer aus dem Fenster blickte,

bemerkte ich, dass der Nachthimmel, der gerade noch tiefschwarz gewesen war, grünlich schimmerte. Es dauerte einen kurzen Moment, bis mir bewusst wurde, was gerade geschah. Schienen in diesem Moment etwa die Polarlichter über uns?

Die Lichterscheinungen, die man nur in klaren Nächten in der Nähe der Polarkreise erleben konnte, waren rar. Viele Menschen sehnen sich danach, sie einmal im Leben zu sehen.

Ich rief Lia zu mir, die mich nach einem kurzen Blick aus dem Fenster mit freudig leuchtenden Augen ansah. Dieser Anblick war es wert, noch etwas wach zu bleiben. Eifrig zogen wir uns dicke Sachen an, um unsere Saunawärme mit hinaus in die Nacht zu retten.

Im ersten Moment wirkte der Anblick unwirklich wie eine Kulisse und atemberaubend schön – wie aus einem fantasievollen Traum. Am glasklaren Sternenhimmel über unserer Hütte schwebten wellenartige, grüne Lichtschleier. Längliche Bogen aus Licht waberten und vibrierten am Himmel, elegant und langsam, als würde der Wind durch Vorhänge aus grünem Licht hindurch wehen und sie in Zeitlupe zum Tanzen bringen. Die Lichterscheinung schien sich über viele Kilometer am Himmel zu erstrecken, von uns bis zu den Sternen. Mal flackerte das Lichtspiel an einigen Stellen etwas auf, mal pulsierte es, mal änderte es innerhalb weniger Sekunden seine Form.

Lia und ich schauten gebannt in den schimmernden Nachthimmel, den erhabenen Bewegungen des Lichtspiels folgend. Der Anblick dieses zauberhaften Naturphänomens zog mich so sehr in seinen Bann, dass ich die Kälte der Nacht kaum wahrnahm. Ich fühlte mich warm und erfüllt. Ich fragte mich kurz, ob ich nur träumte, und blickte rüber zu Lia. Als ich sah, wie das grüne Schimmern in Lias Augen reflektierte, wurde mir bewusst, dass wir dieses Naturspektakel gerade tatsächlich erlebten. Ich schaute mich um, wollte diesen Moment möglichst in seiner Gesamtheit erfassen und gedanklich festhalten. Der Mond strahlte hell, war umgeben von endlos leuchtenden Sternen. Er schien über die verschneite Landschaft und hüllte sie in sein nächtliches, kühles Licht.

Wir hatten das Glück, dieses atemberaubende Spiel der Polarlichter schon an unserem zweiten Tag hier zu erleben. Voller Dankbarkeit sahen wir ihnen zu – wie sie sich bewegten, ihre Form veränderten, pulsierten und durch den Nachthimmel tänzelten.

Nach ungefähr zwanzig Minuten wurden die Lichtschleier schwächer und verschwanden allmählich. Beseelt gingen wir zurück ins Haus und fielen ins Bett.

Am Ende eines unvergesslichen Tages in meinem warmen Bett ließ ich die Eindrücke des Erlebten ein letztes Mal Revue passieren: das ausgiebige Frühstück und der späte Sonnenaufgang, der faszinierende Spaziergang durch die verschneite Landschaft, der Besuch in dem kleinen Lebkuchenhaus und die köstlichen Zimtschnecken, die farblich veränderte Natur auf dem Rückweg, die friedlichen Elche, das gemütliche Beisammensein vor dem Kamin, die tiefe Entspannung in der Sauna und die abendliche Überraschung der Natur.

In dieser Nacht schwebte ich, getragen von den bezaubernden Nordlichtern, in einen tiefen, erholsamen Schlaf.

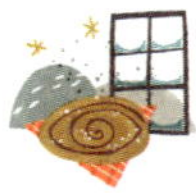

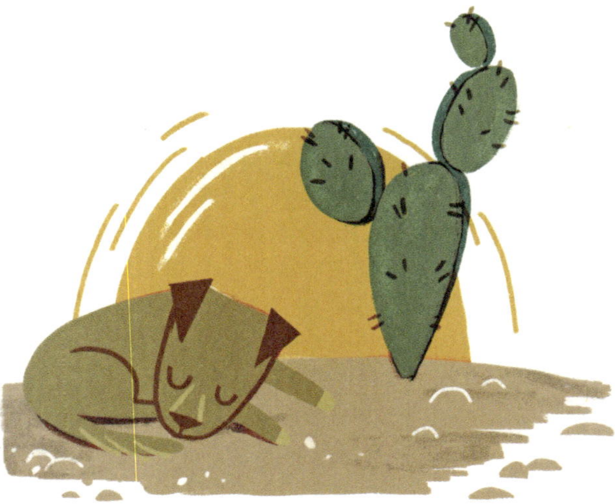

Der Milde Westen

Es war ein heißer Tag in Arizona. Die Morgensonne brannte vom wolkenlosen Himmel herunter auf die trockene, weite Wüste. Der Boden war hart, rissig und staubig. Vereinzelt wuchs hier und da Wüstengras aus dem Sand. Kakteen ragten meterweit in die Höhe. Den Horizont zeichneten kantige Gebirge und Felsen. Beige, braun, rot, hier und da ein paar Kleckse blasses Grün. Das waren die Farben der Wüste.

In der prallen Mittagssonne ritt der Cowboy Billy durch die Prärie. Sein Pferd und er hatten ihre wildesten Tage schon lange hinter sich. Der Wilde Westen war zahm geworden. Die Zeiten der großen Abenteuer und Eroberungen waren vorbei. Ruhiger Alltag hatte sich über den Kontinent gelegt.

Auch in Billy war bereits seit Jahren Ruhe eingekehrt. Er hatte schon so einiges erlebt und genoss es, dass nun Frieden im Land herrschte.

Man konnte Billy die innere Gelassenheit auf den ersten Blick ansehen. Sein von feinen Falten durchzogenes Gesicht war braun gebrannt wie die trockene, furchige Erde, die für diesen Landstrich so typisch war. Strahlend blaue Augen blickten gelassen in die Ferne. Haare und Bart waren ergraut.

Billy sah aus, wie man sich einen Cowboy vorstellte. Er trug blaue Jeans, ein kariertes Wollhemd, darüber eine schwarze Weste. An seinem Hals trug er ein rot-weiß gemustertes Halstuch, auf seinem Kopf einen schwarzen Cowboy Hut, der ihn vor der Sonne schützte.

Billy war auf dem Weg in ein kleines Städtchen namens Old Hill Town. Vor ein paar Tagen hatte er erfahren, dass der Sheriff dort Hilfe von einem erfahrenen Cowboy benötigte.

Auf seinem weißbraunen Pferd ritt er in mäßigem Tempo über den rissigen Wüstenboden. Mit jedem Schritt wirbelten die Hufe des Pferdes Staub auf.

Gegen Mittag kam Billy in die Stadt. Er brachte sein Pferd kurz zum Stehen und blickte auf das Holzschild, das in großen Druckbuchstaben den Namen »Old Hill Town« trug.

Er atmete einmal tief ein … und wieder aus …

Dann ritt er im Schritttempo in die Stadt hinein.

Hier herrschte reger Alltag. Menschen gingen ihren alltäglichen Erledigungen nach, machten Einkäufe, spazierten, führten Gespräche und nahmen den fremden Cowboy in ihrer Stadt gar nicht wahr.

Nach einer Weile hatte Billy den Saloon gefunden. Er würde eine kleine Pause und eine Erfrischung genießen und außerdem herausfinden, ob seine Hilfe hier tatsächlich gebraucht wurde.

Billy stieg vom Pferd, band es an einem Pflock an und lief zum Eingang des Saloons. Kurz bevor er die Holztüren öffnete, fiel ihm ein Aushang rechts vor dem Eingang ins Auge. So etwas hatte er schon lange nicht mehr gesehen: einen Steckbrief. Darauf stand in großen, schwarzen Buchstaben:

WANTED!
FINDE DIE KÜHE VON OLD HILL TOWN!
BELOHNUNG 500 DOLLAR

Billy schmunzelte. Fünfhundert Dollar. Nicht schlecht.

Er betrat den Saloon.

Im Saloon war es kühl und dunkel. Die Sonne schien aus den Fenstern auf den Dielenboden und brachte den Raum zum Leuchten. Es roch nach altem Holz. Ein Deckenventilator drehte sich träge. In der nur mäßig aufgewirbelten Luft tanzten Staubkörner. Es waren nur wenige Leute im Lokal.

Ein junges Mädchen spielte eine romantische Melodie auf dem Klavier, die in der Leere des Raumes verklang. Runde Holztische waren im Raum verteilt, und an einem davon waren zwei Cowboys in ein Kartenspiel versunken. Auch hier schenkte Billy niemand Beachtung.

Er ging rüber zum Tresen, bestellte eine Limonade und setzte sich auf einen der Barhocker neben einen älteren Mann, der gerade ein Glas Eistee trank.

Der Mann drehte den Kopf zu Billy, der in diesem Moment den metallenen Sheriff-Stern am Hemd seines Gegenübers bemerkte.

Die Stimme des Mannes war tief und warm.

»Dein Gesicht habe ich in unserer Stadt noch nicht gesehen. Was treibt dich hierher?«

Billy wies mit dem Kopf zur Tür, wo der Steckbrief hing.

»Ich habe gehört, dass ihr die Hilfe eines Cowboys braucht. Hier bin ich.«.

Der Sheriff schob verwundert den Hut aus der Stirn, kratzte sich die Stirnfalten und schob den Hut wieder darüber.

»Ich hätte nicht gedacht, dass jemand meinem Aufruf folgen würde. Danke, dass du hier bist. Also hast du den Aushang draußen vor dem Saloon gesehen.«

»Habe ich.«

Billy trank seine Limonade.

Der Sheriff rückte etwas näher. Seine Stimme wurde leiser.

»Jemand hat die Kuhherde von Petes Farm geraubt. Jetzt fehlt es unserer Stadt an frischer Milch. Deshalb haben wir einen Finderlohn ausgelobt. Finde den Dieb, bringe ihn und Petes Kühe hierher zurück, und dann erwarten dich 500 Dollar als Belohnung, mein Freund. Traust du dir das zu, alter Cowboy?«

Billy nickte.

Der Sheriff legte Billy vertrauensvoll die Hand auf die Schulter.

»Dann lass uns direkt zu Petes Farm reiten. Vielleicht findest du dort eine Spur des Täters.«

Billy spürte die Abenteuerlust aufkommen und reichte dem Sheriff die Hand. Mit einem Handschlag und einem kurzen Nicken nahm er die Herausforderung an.

Die beiden Männer tranken ihre Gläser in Ruhe aus und verließen den Saloon. Sie stiegen auf ihre Pferde und ritten bis an die Stadtgrenze, an der sich Petes Farm befand. Auf dem Weg dorthin grüßten einige Leute den Sheriff freundlich und winkten ihm zu.

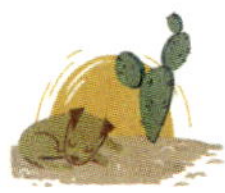

Kurze Zeit später kamen sie zu einer alten, kleinen Farm. Vor dem Farmhaus lag eine große, runde Weide, die von einem Zaun umgeben war.

Ein junger Mann kam ihnen entgegen, nicht älter als 17 Jahre.

»Das ist Pete junior«, sagte der Sheriff, »er hat die Farm erst vor ein paar Wochen übernommen. Sein Großvater hatte sich die letzten Jahrzehnte ganz allein um die Farmarbeit gekümmert, damit Junior sich seiner Karriere als Komponist widmen konnte. Nun ist Pete senior nicht mehr bei uns, und Pete muss die Farm am Laufen halten und sich um die Kühe kümmern.«

Pete junior reichte Billy die Hand.

»Du bist wohl hier, um den Kuhdieb zu finden?«

Billy nickte ruhig.

»Danke, dass du gekommen bist. Ich habe wirklich kein gutes Händchen für Kühe.« Pete junior kratzte sich nachdenklich am Kopf. »Ein paar Wochen habe ich mich hier um die Farm gekümmert, und dann wachte ich vorgestern auf und sah, dass die ganze Herde verschwunden war. Das Tor zur Weide stand weit offen. Ich bin raus in die Wüste und dann einmal rund um die Stadt geritten, bin den Spuren gefolgt, bis ich keine mehr sehen konnte. Alles vergeblich. Vielleicht hast du ja mehr Glück.«

Sie leerten eine Kanne Eistee miteinander, der Sheriff ritt zurück in die Stadt, beruhigt, dass Billy sich kümmern würde, und der machte sich auf die Suche.

Pete zeige ihm noch, an welcher Stelle der Zaun am Morgen nach dem Verschwinden der Kühe offen gestanden hatte. Billy schaute sich alles ruhig, mit einem klaren Blick an. Auf dem sandigen Boden konnte er noch die Spuren der Kuhherde erkennen.

Er ritt den Spuren hinterher. Sie führten hinaus aus der Stadt, mitten hinein in die Wüste.

Mittlerweile war es Nachmittag. Die Sonne stand schon etwas tiefer. Jeder Kaktus und jeder Felsen warf lange Schatten. Billy auf seinem Pferd folgte den Spuren. Er wusste nicht genau, warum, aber er war zuversichtlich, dass seine Suche erfolgreich sein würde.

Nach einer Weile erreichte Billy einen Bach. Das Wasser war weder tief, noch floss es wild. Man konnte jeden einzelnen Stein auf dem Grund erkennen. Und genau hier endete die Spur der Kühe.

Billy ließ sein Pferd vom Bachwasser trinken und tätschelte den Hals des Tieres.

Dann beschloss er, zum anderen Ufer des Baches zu reiten. Das Wasser stand so flach, dass sein Pferd mühelos auf die andere Seite laufen konnte.

Dort angekommen, stieß Billy wieder auf Spuren der Herde und folgte ihnen.

Der Weg führte auf eine große Felsfront zu, die einer hohen und massiven Mauer glich, die im Sonnenlicht schimmerte. Es schien, als würden die Spuren in dieser Felswand enden.

Billy ritt näher heran, bis er schließlich am Fuße der Felsen angekommen war.

Die Spuren führten am Felsen entlang. Er folgte ihnen eine Weile und stand unvermittelt vor einem Felsspalt, der von Weitem nicht erkennbar gewesen war.

Die Spuren führten durch den Spalt hindurch bis zur anderen Seite der Felsmauer. Als Billy auf der anderen Seite ankam, bemerkte er einen Temperaturunterschied. Hier war es schattig und deutlich kühler als in der prallen Wüstensonne, aus der er kam. Außerdem war es hier deutlich grüner, und die Gewächse sprossen weniger dürr. Sattes, grünes Gras bedeckte den Boden. Büsche, Sträucher und sogar ein paar Bäume gab es hier.

Vor Billy lag ein farbenfrohes Tal, das ringsum von hohen Felsen eingegrenzt war, die es wohl einen großen Teil des Tages vor der direkten Sonneneinstrahlung schützten. In der Mitte des Tals lag eine kleine Wasserstelle. Der Anblick war bezaubernd schön und kam ihm vor wie eine Fata Morgana. So etwas hatte Billy noch nie gesehen.

Schon aus der Ferne konnte er sie erkennen: Auf der grünen Wiese im Tal grasten etwa zwei Dutzend Kühe. Was für ein friedvoller Anblick. Jedes Tier hatte ein einzigartiges Fellmuster. Einige Kühe waren braun mit ein paar weißen Flecken, andere komplett schwarz und wieder andere weiß mit dunkleren Flecken. Die Tiere wirkten glücklich und entspannt. Sie muhten und rupften immer wieder Büschel Gras aus der Erde, die sie langsam und genüsslich zerkauten. Einige tranken an der Wasserstelle, und andere ruhten sich im Schatten aus.

Billy ritt langsam in ihre Richtung. Er schüttelte ungläubig den Kopf, immer noch nicht ganz glaubend, was er da sah. Er hatte die Herde tatsächlich gefunden. Aber wie waren sie hierhergekommen?

Er war nur noch ein kleines Stück von der Kuhherde entfernt, als er sah, wie sich eine Kuh von dem Rest der Herde entfernte. In diesem Moment tauchte hinter einer Gruppe grasender Kühe ein Hund auf. Er lief der Kuh bellend hinterher. In einem weiten Kreis trieb er sie wieder zur Herde zurück, verlangsamte dann seinen Gang und legte sich wieder auf die Wiese. Er hatte goldbraunes, welliges Fell, ließ hechelnd die Zunge aus dem Maul hängen und blickte mit hellen, wachen Augen auf die Herde.

Billy erkannte sofort, dass es sich um einen Hirtenhund handelte. Majestätisch waren diese Tiere. Und sie hielten ihr Umfeld immer im Blick. Zugleich waren sie verspielt, wie auch dieser hier, der mit seinen flauschigen Ohren noch wie ein Welpe wirkte, obwohl er bereits ausgewachsen war. Billy hatte diese Hunde schon oft beim Eintreiben von Herden gesehen und erkannte das gut trainierte Verhalten an jeder ihrer Bewegungen. Solche Hunde waren dafür ausgebildet, ganze Herden zusammenzuhalten, ohne auch nur ein Tier dabei zu verletzen, geschweige denn zu verlieren.

Billy beschloss, sich den Kühen nicht weiter zu nähern. Er wollte abwarten. Sie waren unter der Obhut des Hundes.

Also stieg er vom Pferd, setzte sich ins Gras und lehnte sich an einen Baum.

Dabei bemerkte ihn der Hirtenhund und beobachtete ihn neugierig. Die beiden sahen sich eine Weile an. Irgendwann blickte der Hund wieder zu den Kühen und schloss die Augen. Billy tat das Gleiche. Er war etwas müde und konnte eine Pause gut vertragen.

Billy musste kurz eingeschlafen sein. Als er seine Augen wieder öffnete, fühlte er sich erholt. Er hatte nicht bemerkt, dass sich der Hund inzwischen neben ihn gelegt hatte, den Blick weiterhin fest auf die Kühe gerichtet. Die pelzige Bauchdecke des Hundes hob und senkte sich mit seinem Atem. Billy machte kleine, rekelnde Bewegungen und zog damit die Aufmerksamkeit des Hundes auf sich. Der Hund blickte ihn nun wieder freundlich an. Leicht hechelnd, fast lächelnd.

Billy streichelte ihm über den Kopf. Die beiden wirkten vertraut miteinander. Billy hatte in seiner Kindheit jahrelang einen Hund gehabt, und er spürte eine tiefe Verbundenheit zu diesen Tieren.

Sie lagen noch eine Weile entspannt auf der Wiese und schauten den Kühen beim Grasen zu. Die meisten der Kühe lagen im Schatten der Bäume und ruhten sich aus.

Es musste mittlerweile später Nachmittag sein, und Billy wusste, dass er vor der Dunkelheit wieder in der Stadt sein sollte, da es in der Wüste nachts sehr kalt werden konnte.

Er entschied sich, am nächsten Morgen wieder

hierherzureiten – in Begleitung von ein paar Helfern, die die Kühe mit ihm zurücktreiben könnten.

Billy streichelte den Hund noch einmal, sagte ihm, er käme morgen wieder, stand auf und stieg auf sein Pferd. Der Hund beobachtete ihn dabei und blieb unbekümmert liegen.

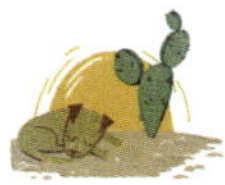

Billy und sein Pferd entfernten sich nun von der Herde, verließen das Tal und ritten durch die Felsspalte wieder zurück. Es war nicht mehr so heiß wie am Tag, sondern angenehm warm.

Als Billy am Bach ankam, blieb er eine Weile dort stehen und genoss das Spiel der letzten Sonnenstrahlen des Tages, die auf dem Wasser funkelten.

Gerade als er das Gewässer überquert hatte und zu einem etwas schnelleren Ritt in Richtung Old Hill Town ansetzen wollte, hörte er Geräusche, die ihn innehalten ließen. Er schaute sich um und sah, wie eine Kuh nach der anderen durch den Felsspalt gelaufen kam. Der Hirtenhund lief kurz voran, kehrte um, lief zurück durch den Spalt und tauchte mit der nächsten Kuh wieder auf. Als alle beieinander waren, trieb er die Herde auf den Weg, den sie ursprünglich gekommen waren. Jedes Mal gab er ein kurzes Bellen von sich und trieb sie damit an.

Billy konnte nicht glauben, was er sah.

Die Kühe liefen in gemächlichem Tempo auf den Bach zu. Am Wasser angekommen, manövrierte der Hund nun eine Kuh nach der anderen über das Wasser, bis sie alle um Billy herumstanden.

Dann legte sich der Hund zu Billys Füßen, schaute zu ihm hinauf und bellte auffordernd, als würde er zu Billy sagen: Worauf wartest du noch? Lass uns zur Farm zurückgehen!

Billy verstand und ritt voran in Richtung Old Hill Town. Auf seinem Pferd bildete er nun den Kopf der Herde, gefolgt von den Kühen, die von dem Hirtenhund zusammengehalten wurden.

Als Billy und die Herde in der kleinen Stadt ankamen, war es bereits später Abend.

Billy ritt zur Farm und öffnete das große Tor, durch das die Kühe ursprünglich ausgebüxt waren. Die Kühe liefen nacheinander hinein und verteilten sich auf der großen Weide.

Pete junior kam ihnen entgegengerannt, schwenkte den Hut und machte eine ausladende Armbewegung.

»Billy! Ich kann es nicht glauben. Du hast es tatsächlich geschafft!«

Er strahlte über das ganze Gesicht. Einen Augenblick später bemerkte Pete den Hund.

»Lola! Endlich bist du zurück!«

Pete junior kniete sich vor den Hund und kraulte ihn innig. Immer wieder verbarg er sein Gesicht im Fell des Tieres, und auch der Hund schien sich zu freuen und wedelte unablässig mit dem Schwanz.

»Lola war die Wegbegleiterin meines Großvaters Pete senior. Als der die Farm verließ, verschwand auch Lola, und kurz darauf die Kühe.«

Billy erzählte ihm, wo er auf die Kühe und den Hund gestoßen war und von dem Anblick der glücklich grasenden Kühe unter den Augen der wachsamen Lola.

Pete hatte schon von diesem Ort gehört, hatte ihn aber nie gefunden.

»Ich gebe zu, dass es meinen Kühen vor ihrem Verschwinden nicht so prächtig ging. Ich habe einfach kein gutes Händchen für die Tiere. Aber ich habe daraus gelernt.«

Billy pflichtete ihm bei, dass man alles im Leben lernen konnte, egal, zu welchem Zeitpunkt.

»Dann hat dein Hund Lola wohl nur das Beste für die Herde gewollt. Sie wusste, wie sich das große Tor öffnen ließ, und hatte entschieden, den Kühen einen Ausflug zu der versteckten Wiese zu gönnen. Pass gut auf sie auf! Auf Lola und auf die Kühe.«

Die Nachricht hatte sich bis zum Sheriff herumgesprochen, der freudig angeritten kam. Er sah, wie Billy Lola streichelte und wie vertraut die beiden wirkten.

»Unser Tierflüsterer!«, scherzte der Sherriff, »du hast uns sehr geholfen. Hier ist dein Finderlohn.«

Billy konnte das Geld gut gebrauchen, doch während er den liebenswerten Hund streichelte und auf die Kühe blickte, wurde ihm bewusst, dass ihm der heutige Tag in der Natur mit der Herde noch sehr viel mehr gegeben hatte. Er fasste einen Entschluss.

»Pete, kannst du nicht etwas Hilfe auf der Farm gebrauchen? Ich könnte mich um die Kühe kümmern und mit Lola an meiner Seite immer wieder mal in das grüne Tal ausreiten. Meine Tage wären weniger lang und deine weniger anstrengend.«

Pete nickte freudig. Der Sheriff war ebenfalls begeistert von dem Vorschlag und machte es mit einem festen Handschlag offiziell.

Nun war Billy wieder ein echter Cowboy.

Billy, Pete und der Sheriff machten es sich auf der Veranda des Bauernhauses bequem und unterhielten sich noch eine Weile. Lola hatte es sich an den Füßen von Billy gemütlich gemacht und war kurz davor, einzuschlafen. Ihre Augen waren nur noch leicht geöffnet, und ihr Fell bewegte sich mit jedem Atemzug langsam auf und ab. Dann fielen ihr die Augen zu, und sie sank in einen tiefen, wohlverdienten Schlaf.

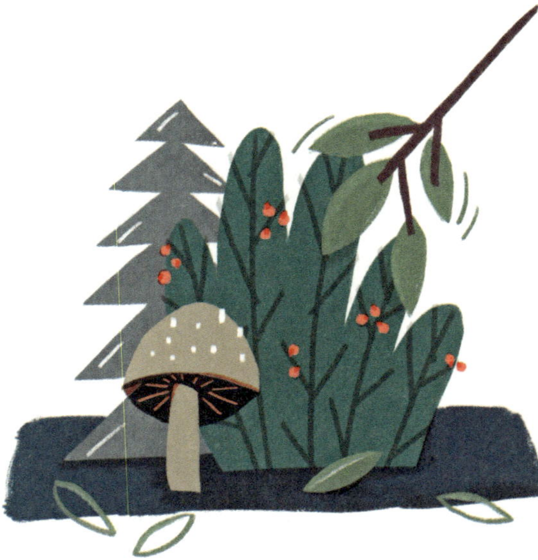

In der Ruhe des Waldes

Jan blickte aus dem Fenster des haltenden Zuges und las die vertraute Aufschrift auf der Stationstafel. Das wohlbekannte Gefühl der Heimkehr stieg in ihm auf.

Er fuhr in das kleine Dorf, in dem er aufgewachsen war. Kein anderer Ort fühlte sich für Jan so sehr nach Heimat an wie dieser. Er kam, um seine Eltern zu besuchen.

Es war ein sonniger Nachmittag, und Jans Eltern würden erst am Abend von der Arbeit heimkommen. Bis dahin wollte er einen für ihn ganz besonderen Ort besuchen. Dabei würde er die Anspannung seines hektischen Alltags für einen Moment vergessen und auch gedanklich vollständig in der Heimat ankommen können.

Jan stieg aus dem Zug, blieb kurz am Bahnsteig stehen und atmete die Luft der Heimat tief ein.

Er blickte auf das vertraute, backsteinbraune Bahnhofsgebäude und erinnerte sich an die vielen Male, die er schon hier abgereist und wieder heimgekehrt war.

Er lief den Bahnsteig entlang und sah dem Zug hinterher, der langsam wieder abfuhr und in der Ferne verschwand. Mit ihm war kaum jemand an dieser Station ausgestiegen. Hier war noch nie viel los gewesen.

Jan verließ den Bahnsteig und ging über den kleinen Bahnhofsplatz. Hier gab es außer einem Parkplatz und einer Bushaltestelle nur einen kleinen Kiosk, an dem allerlei Magazine, Fahrscheine und Süßigkeiten verkauft wurden. Jan kaufte sich einen kleinen Snack, eine Flasche Wasser, und dabei wechselte er ein paar Worte mit der Verkäuferin, die ihn sogar wiedererkannte, obwohl er nun schon einige Jahre nicht mehr in diesem Dorf lebte.

Manchmal erschien es Jan, als würde sich hier kaum etwas verändern.

Jan lief durch die Straßen des Dorfes, die ihm sehr vertraut waren. Gewohnheitsmäßig legte er seine Daumen unter die Schlaufen seines Rucksacks, was ihn an die Zeiten erinnerte, in denen er genauso, als Schuljunge mit einer Schultasche auf dem Rücken, durch diese Straßen gelaufen war.

Er kam an vielen Häusern und Plätzen vorbei, die in seiner Kindheit eine Rolle gespielt hatten:

Es waren die Orte, an denen Schulfreunde gewohnt hatten …

Es waren Spielplätze, auf denen sie herumgeklettert waren, es waren Geschäfte, vor denen sie an den Schaufenstern geklebt und in die sie stolz mit ihrem Taschengeld gegangen waren, und es waren Restaurants, in denen zu besonderen Anlässen mit der Familie oder später als Jugendlicher mit Freunden gefeiert worden war.

Dieses Dorf war wie ein altes Fotoalbum. Überall steckten Erinnerungen, in denen Jan jetzt schwelgte. Er erinnerte sich freudvoll an seine behütete Kindheit und Jugend.

Nach einer Weile gelangte Jan an den Rand des Dorfes und blickte über ein weites Rapsfeld hinweg auf den großen Bergwald. Die Sonne strahlte über das goldene Feld und den mit Bäumen übersäten Berg. An den unterschiedlichen Grüntönen und Formen der Bäume sah man, dass es sich um einen Mischwald handelte, in dem Laub- und Nadelbäume wuchsen.

Jan lief am Feldrand entlang in Richtung des Waldes und freute sich, fast an seinem Ziel angekommen zu sein.

Dieser Wald war in seiner Jugend oft sein Rückzugsort gewesen. Er hatte hier Stunden über Stunden verbracht, kannte jede Ecke und jeden Pfad in- und auswendig. Er hatte hier mit Freunden gespielt oder auch allein mit sich und seinen Träumen Zeit in der Geborgenheit des Waldes verbracht. Er war immer dann hierhergekommen, wenn er über etwas aufgebracht oder von etwas überfordert gewesen war, weil er nur hier wieder zur Ruhe kommen konnte. An wenigen Orten fühlte er sich so sicher aufgehoben wie hier. Dieser Wald war für ihn so etwas wie ein guter Freund geworden, auf den er sich immer verlassen konnte.

Als er am Rande des Bergwalds angekommen war und die etwas kühlere Luft im Schatten der Bäume auf seiner Haut spürte, hielt Jan noch einmal kurz inne und atmete tief ein … und aus.

Er nahm wahr, dass sein Körper etwas angespannt war und seine Gedanken noch um den Alltag und seine Pflichten kreisten. Jan wusste, dass er nun am richtigen Ort war, um das alles für die Zeit seiner Reise in den Hintergrund rücken zu lassen und wieder mehr zu innerer Ruhe zu finden.

Jan folgte dem Pfad in den Wald hinein und blickte in ein Meer aus Grün. Die von Lichtstrahlen durchflutete Natur war genauso, wie er sie in Erinnerung hatte.

Hohe Laub- und Nadelbäume in unterschiedlichen Größen, Formen und Farben erstreckten sich vor ihm. Manche Bäume waren massiv, wuchsen hoch in die Luft und trugen ihre Blätter auf Ästen, die entlang des gesamten Baumstammes wuchsen. Andere waren kleiner. Ihre Baumkronen waren fast zum Greifen nah, und das Sonnenlicht ließ ihre Blätter leuchten. Manche Areale des Waldes waren in den Schatten der hohen, eng aneinander wachsenden Bäume gehüllt, an anderen, weniger dicht bewachsen Flecken fielen die milden Strahlen der Sonne auf den bemoosten Boden. Die warmen, sonnigen Stellen wechselten sich ab mit den kühlen, schattigen Fleckchen.

Schon in den ersten Momenten im Wald bemerkte Jan den Unterschied in der Luft. Sie war frischer und feuchter als außerhalb und roch leicht erdig. Er atmete die angenehme Waldluft tief ein und aus und nahm so den Duft der Natur in sich auf.

Der Wald war ein beliebter Wanderort mit vielen eingelaufenen Wanderwegen.

Der Pfad, den Jan entlangging, war erdig und fest und verlief manchmal eben und manchmal etwas steiler bergauf. Dabei war er an manchen Stellen mit abgefallenem Laub und Baumnadeln in allen möglichen Braun-, Gold- und Grüntönen, kleinen Stöckchen und Steinchen bedeckt. An den Seiten des Wanderpfades ragten Büsche, Sträucher, Blumen und Bäume aus der Erde. Hier und da lagen abgebrochene Äste und vereinzelt umgefallene Bäume herum.

Jan ging tiefer in den Wald hinein und genoss, dass der mit Laub und Geäst bedeckte Boden leicht unter den Sohlen seiner Schuhe nachgab. Er nahm wahr, wie seine Beine und Füße ihn sicher trugen und seine Muskeln bei etwas steileren Abschnitten mehr Kraft aufwandten. Sein Körper stellte sich routiniert auf die unterschiedlichen Abschnitte des Wanderweges ein. Jan spürte, wie sich sein Körper fast von allein bewegte und auch steile und herausfordernde Passagen ohne Mühe nahm.

Während seine Aufmerksamkeit auf den Weg und die ihn umgebende Naturkulisse gerichtet war, spürte er, dass er sich innerlich immer mehr zurücklehnen konnte. Er wusste, dass er der Intuition seines Körpers vertrauen konnte und diese ihn sicher durch den Wald führte.

In diesem Moment wurde Jan bewusst, dass seine Intuition ihn schon lange sicher durch sein Leben trug, und er spürte, wie sich Vertrauen in sich selbst in ihm ausbreitete.

Der Wald umgab einen Berg, den Jan nun auf einem Weg hinaufwanderte. Er kam an eine Stelle, an die er sich früher oft zurückgezogen hatte. Eine besonders große alte Buche stand etwas abseits vom Wanderweg im Halbschatten der Sonne. Der Boden um sie herum war mit trockenen, braungoldenen Laubblättern bedeckt. In ihrer unmittelbaren Nähe wuchsen keine weiteren Bäume, nur ein paar kleine Büsche und Sträucher. Am unteren, etwas breiteren Ende ihres Stammes ragten kräftige, mit Moos bedeckte Wurzeln aus dem Boden. Einige Wurzelspitzen waren noch meterweit vom Baum entfernt zu sehen. Die alte Buche sah majestätisch und kraftvoll aus, genauso wie Jan sie in Erinnerung hatte.

Jan hielt inne und ging zu dem Baum. Als er vor ihm stand, legte er zuerst seine Hände auf seiner rauen und doch ebenmäßigen Rinde ab und blickte hinauf zu der meterhohen Krone. Durch die Blätter schimmerte Sonnenlicht und färbte sie hellgrün, und sie wehten leicht im Wind.

Jan erinnerte sich an all die Male, die er als Kind seine Arme um die Buche gelegt hatte. Er spürte eine innere Freude in sich aufsteigen und umarmte den Baumstamm, wie er es früher so oft getan hatte. Nun, nach all den Jahren, waren sowohl Jan als auch der Baum weiter gewachsen. Jans Arme umspannten den Baumstamm nun sehr viel weiter, als es ihm als Kind gelungen war. Er legte eine Wange an die Rinde und atmete tief ein … und aus.

Der Baum fühlte sich kühler an als die Luft im Wald. Jan genoss die Erfrischung, nachdem ihm von der Wanderung warm geworden war. Er lehnte sein ganzes Gewicht an den massiven Baum und nahm das Gefühl von Sicherheit wahr, das der Baum ihm gab. Mit geschlossenen Augen dachte er daran, wie alt dieser Baum mittlerweile sein musste. Er hatte hier schon lange, bevor Jan überhaupt geboren war, gestanden. Seit seiner Kindheit war Jan immer wieder hierher zurückgekehrt. In sämtlichen Gemütszuständen war er hergekommen und hatte Geborgenheit in der Ruhe dieses Ortes und der Stärke dieses Baumes gefunden. Er spürte, wie er auch jetzt immer ruhiger wurde, und genoss die begrüßende Umarmung noch einen weiteren Moment lang.

Er suchte die Stelle am Baumstamm, an der er sich zwischen zwei Wurzelspitzen an den Baum lehnen konnte, nahm seinen Rucksack ab und setzte sich auf den Boden. Er war erschöpft und freute sich darüber, hier an der alten Buche Kraft tanken zu können.

Jan schloss seine Augen, atmete bewusst ein … und aus.

Er spürte die angenehme Kühle der Buche an seinem Rücken, mit dem er aufrecht am Baumstamm lehnte. Er saß fest und bequem mit ausgestreckten Beinen auf dem Boden, seine Handflächen berührten die Erde. Er grub die Hände in das Laub und fühlte die Feuchtigkeit darunter.

Ganz entspannt saß er nun da und lauschte seiner Umgebung.

Die Blätter der Bäume raschelten im Wind. Je nach Windstärke mal lauter und aufgeregter, mal leiser und gelassener.

Wenn der Wind schwächer wehte und das Rascheln leiser wurde, rückte der Vogelgesang klarer in den Vordergrund. Die Vögel des Waldes sangen eifrig ihre Lieder. Geschäftig und heiter.

Als Jan genauer hinhörte, konnte er den Gesang einiger Vogelarten voneinander unterscheiden. Das rhythmische, wiederkehrende Zetern der Kohlmeise, das Trillern des Grünfinks und der perlende, langstrophige Gesang des Rotkehlchens ertönten hier und da, aus allen Richtungen. Die klaren, wiederkehrenden Töne des Vogelgesangs vermischten sich mit dem hintergründigen Klang der raschelnden Blätter im Wind zu einer harmonischen Melodie.

Jan nahm die Tonkulisse in ihrer Gesamtheit wahr und bemerkte, dass auch er einen Teil dazu beitrug.

Der Klang seines eigenen Atems war zwar sehr leise, aber für ihn selbst doch gut hörbar. Er hatte bisher nicht drauf geachtet, aber auch die Luft, die er ein- und ausatmete, machte ein subtiles Geräusch, wenn er sie einsog. Jeder Atemzug klang ein ganz kleines bisschen anders, war mal etwas kürzer, mal etwas kräftiger, aber ebenso beständig wie der Wind in den Bäumen und der Gesang der Vögel.

In diesem Augenblick, auf dem Boden sitzend, am Baum lehnend, die Hände auf die Erde gelegt und den Klängen des Lebens lauschend, fühlte sich Jan gänzlich mit der Natur des Waldes verbunden.

Er ließ diesen Moment noch eine Weile lang mit geschlossenen Augen auf sich wirken.

Nach dieser Pause erhob sich Jan mit frischer Kraft vom Boden und warf sich den Rucksack wieder auf den Rücken. Er schaute an der mächtigen Buche hinauf und legte seine Hände zur Verabschiedung noch einmal auf den Stamm. Er wusste, dass er sich auch in Zukunft immer wieder Zeit nehmen würde, um die alte Buche zu besuchen.

Er lief zurück auf den Wanderpfad und machte sich auf den Rückweg. Dieses Mal nahm er eine andere Route, die auch zurück ins Dorf führte.

Er merkte, dass er mittlerweile völlig entspannt war und ihn eine neu gewonnene Leichtigkeit trug. Ab und zu erwischte er sich sogar dabei, wie er ein altes Lied aus seiner Kindheit anstimmte und dabei in einen heiteren, hüpfenden Laufschritt verfiel.

Die Gedanken an seinen Alltag waren verblasst, und er fühlte sich fast wieder wie ein kleiner Junge.

Auf dem Weg ins Dorf kam er an einer fast magisch wirkenden Lichtung vorbei.

Die Sonne schien auf eine Stelle des Waldbodens, die komplett mit Efeu überwachsen war. Der dunkelgrüne Efeu leuchtete im Sonnenlicht. Jan konnte sehen, wie sich die Strahlen der Sonne ihren Weg durch die Baumkronen bahnten. Ein breiter, abgebrochener Baumstumpf stand inmitten des Efeus. Auf seiner Rinde wuchsen Pilze und Moos. In den Lichtstrahlen waren Käfer zu sehen und andere Insekten, die durch die Luft flogen. Einige machten halt auf dem Baumstumpf, andere drehten Kreise in der Luft.

Jan stellte sich vor, für wie viele Generationen von Tieren und Tierchen dieser Baum und das, was von ihm übrig war, bereits Lebensraum gewesen war und noch sein würde. Im Wald herrschte ein Kreislauf des Lebens. Jedes trockene Blatt, jeder zerbrochene Ast und jeder gefallene Baum boten Raum für etliche Organismen und ermöglichten neues Leben.

Dieser Gedanke erfüllte Jan mit dem wohligen Gefühl, Teil einer großen, miteinander verwobenen Natur zu sein. Er setzte seinen Rückweg noch beseelter fort und freute sich nun sehr auf seine Heimkehr.

Sein Rückweg war entspannt und mühelos. Er lief den Waldberg hinab und verabschiedete sich innerlich von diesem für ihn besonderen Ort.

Als er das Ende des Waldes erreicht hatte und die Häuser des Dorfes sah, erkannte er an den tiefen und dunklen Sonnenstrahlen, dass es schon früher Abend sein musste. Er verließ den Wald und ging wieder am Rapsfeld vorbei.

Jan spürte, dass die Zeit im Wald etwas in ihm verwandelt hatte. Er nahm die Schönheit des Rapsfeldes nun viel bewusster wahr als zuvor. Das Feld schimmerte golden in der Abendsonne. Die Rapsblüten wehten leicht im Wind.

Jan fühlte sich insgesamt völlig im Hier und Jetzt angekommen. Er lief die Straßen entlang und kam nach einer Weile bei seinem Elternhaus an.

Als Jan das Haus seiner Eltern betrat, waren sie bereits mit dem Kochen des Abendessens beschäftigt. Erst umarmte ihn seine Mutter, dann klopfte ihm sein Vater freudig auf die Schulter und hieß ihn herzlich willkommen.

Jan ging unter die Dusche, zog sich frische, bequeme Kleidung an und genoss das gemütliche Beisammensein beim Abendessen mit seinen Eltern.

Sein entspannter Gesichtsausdruck fiel ihnen auf, und Jan erzählte, was ihm alles begegnet war im Wald. Er erzählte von den Klängen, den Düften, den Tieren wie von einem Abenteuer, das er nur kurz unterbrochen hatte, und wie wertvoll war, was seine Eltern hier in der Nähe ihres Hauses hatten.

Jan war glücklich, wieder zu Hause zu sein.

Später am Abend, als er sich angenehm satt und von der Wanderung wohlig erschöpft ins Bett seines ehemaligen Kinderzimmers legte, tastete sein Blick noch eine Weile die Wände und die Decke ab. Hier fühlte er sich tief mit seinem Ursprung – dem kleinen Dorf, dem Bergwald und der großen Buche, seinen Eltern, diesem Haus und seinem Kinderzimmer, ja sogar mit dem schmalen Bett, in dem er lag – verbunden und schlief glücklich und entspannt ein.

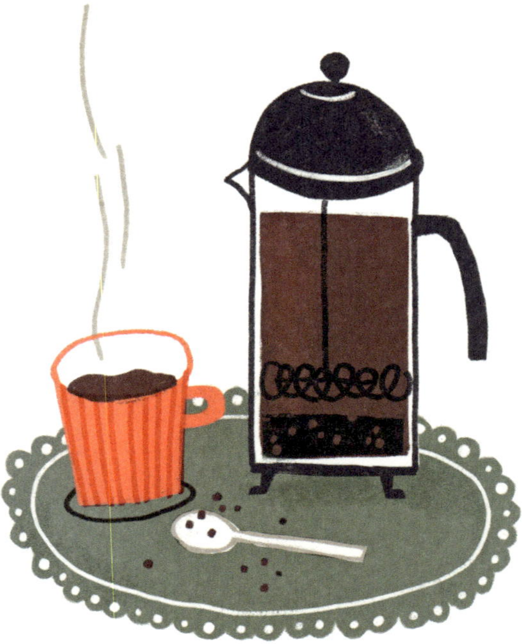

Ein Tag für mich allein

Als ich aufwachte, spürte ich, dass ich gut und lange geschlafen hatte. Mein Körper fühlte sich erholt an, der gesunde Nachtschlaf klang noch in ihm nach.

Noch bevor ich meine Augen öffnete, konnte ich den Regen durch die geschlossenen Schlafzimmerfenster hören. Ich blickte über meine Füße hinweg in das schattige Zimmer und sah, wie grau und verregnet es draußen war. Ein wenig weiches, diffuses Licht schien durch die Fenster in den Raum.

Ich blickte auf der anderen Seite des Zimmers durch das große Fenster, sah dem Regen zu und lauschte seinem Klang. Es war bisher ein trockener, warmer Sommer gewesen, und es hatte seit Wochen nicht geregnet. Dass der Regen nun nur so strömte, erfüllte mich mit Freude. Ich stellte mir all die Bäume, Blumen, Sträucher und Gräser vor, wie sie das Wasser in sich aufsaugten und sich wieder mit frischem Leben füllten. Die ganze Stadt erhielt eine wohlverdiente Abkühlung.

Auch mir kam dieses wunderbar graunasse Wetter gelegen, denn diesen Sonntag wollte ich gemütlich zu Hause verbringen. Ich hatte mir den Tag frei gehalten von Verabredungen, Verpflichtungen, Ausflügen oder Erledigungen. Die vergangene Woche war besonders voll und hektisch gewesen und hatte mich mit dem starken Bedürfnis nach Ruhe zurückgelassen. Heute würde ich den gesamten Tag zu Hause in meiner gemütlichen Wohnung verbringen, nur mit mir allein.

So liebte ich meine Zeit zu Hause:

Von morgens bis abends nur das machen, wonach ich mich fühle, einmal komplett runterfahren und Ruhe einkehren lassen.

Ich streifte die Bettdecke ab, setzte mich auf und schlüpfte in meine plüschigen Hausschuhe. Ich ging zum Fenster und blickte nach draußen. Meine Wohnung lag im fünften Stock, sodass ich über die Bäume unten an der Straße blicken konnte.

Der Himmel war dunkelgrau. Die nassen Baumkronen tanzten im Takt des Regens.

Ich kippte das Fenster und atmete die Luft von draußen ein. Der Geruch der frischen, feuchten Sommerluft kam mir entgegen.

Ich atmete genüsslich ein … und wieder aus … und blickte dabei über die Dächer der Stadt, auf die Gebäude in unmittelbarer Nähe. Dort beobachtete ich, wie das Regenwasser die Dächer hinunterlief.

Der Regen war wie eine kräftige, reinigende Dusche. Der Anblick hatte etwas Erleichterndes. Die Schwere der Hitze, die in den letzten Tagen über der Stadt hing, löste sich im Regen auf.

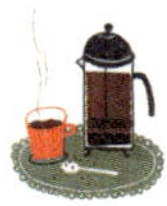

Ich ging kurz ins Bad, ließ das Wasser der Dusche wie Regen über meinen Körper rauschen und rubbelte mich dann trocken.

Ich suchte mir bequeme Kleidung aus dem Schrank und zog mir ein extra großes, graues Baumwollshirt an, das ich schon seit Ewigkeiten besaß und immer anzog, wenn ich es mir gemütlich machen wollte. Dazu schlüpfte ich in meine bequeme schwarze Pyjamahose und zog mir dicke Kuschelsocken an. Sie waren hellblau und aus einer weichen Wolle. An diesem verregneten Morgen war es in meiner Wohnung noch etwas frisch, und diese Socken würden meine Füße schön warm halten.

Auf dem Weg in die Küche lief ich im Flur am Spiegel vorbei und blieb kurz stehen. Meine Kleidung bereitete mir Freude, denn sie sah genauso gemütlich aus, wie sie sich anfühlte.

In der Küche kochte ich Wasser auf. Ich begann den Tag gern mit einem heißen Kaffee. Aus dem Regal nahm ich eine Kaffeekanne, in der Kaffeepulver erst mit heißem Wasser aufgegossen und dann mit einem Sieb nach unten gepresst wird, sodass oben in der Kanne nur der Kaffee übrig bleibt. Ich nahm eine Packung gemahlenen Kaffee aus dem Küchenschrank, den ich am Vortag in einer kleinen Rösterei in der Nähe gekauft hatte. Ich war neugierig darauf, wie er schmecken würde. Ich öffnete ihn und atmete seinen Duft ein. Das nussige, kräftige Aroma der Kaffeebohnen stieg mir in die Nase. Ich genoss den Geruch von frisch gemahlenem Kaffee mindestens genauso sehr wie seinen Geschmack.

Als das Wasser kochte, füllte ich ein paar Löffel des Kaffeepulvers in die Kanne und übergoss es mit heißem Wasser. Das Pulver und der Kaffee lieferten sich einen kleinen Tanz und vermischten sich innerhalb weniger Sekunden zu einer körnigen dunklen Flüssigkeit. Ein Teil des Kaffeepulvers setzte sich direkt am Boden des Behälters ab, ein anderer schwamm oben an der Wasseroberfläche. Ich nahm einen Löffel und vermischte das Pulver mit dem Wasser. Der Duft erfüllte mittlerweile den ganzen Raum.

Ich ließ den Kaffee kurz ziehen und widmete mich meinem Frühstück. Im Kühlschrank stand ein Birchermüsli, das ich am Abend vorbereitet hatte. Dafür hatte ich Haferflocken, Leinsamen, Sonnenblumenkerne und Chia-Samen in Reismilch einweichen lassen. Zum weichen Brei hatte ich das Müsli gegeben, für das ich Mandeln, Haferflocken und Haselnüsse in Honig geröstet hatte. Ich mochte den Mix aus weich und knusprig. Nun gab ich eine Handvoll frische Himbeeren dazu, eine halbe, in schmale Scheiben geschnittene Banane und einige Apfelstückchen. Noch eine Prise Zimt – und fertig war mein Lieblingsfrühstück.

Der Kaffee hatte bereits ein paar Minuten gezogen, also drückte ich den Deckel der Kanne langsam herunter, bis das Kaffeepulver am Boden der Kanne fest zusammengepresst war. Ich füllte den Kaffee in eine große, rote Tasse, aus der ich ihn so gerne trank. Ich setzte mich an den Küchentisch, betrachtete mein Frühstück einen Moment lang und seufzte einmal tief.

Ich empfand ein tiefes Gefühl der Dankbarkeit, heute ganz entspannt hier zu sitzen und ein leckeres Frühstück zu mir nehmen zu können.

Ich genoss die Mahlzeit in vollen Zügen. Ich aß langsam und schmeckte jeden Bissen des Müslis und jeden Schluck vom Kaffee ganz bewusst. Es zählte nur dieser Augenblick und sonst nichts: keine Zeitung, kein Handy, kein Radio. Nur das Frühstück, der plätschernde Regen und ich, Moment für Moment.

Als ich mit dem Frühstück fertig war, blieb ich noch kurz am Esstisch sitzen und spürte in mich hinein, um zu sehen, wonach mir jetzt der Sinn stand.

Ich atmete ein … und aus … und wartete.

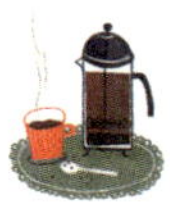

Ziemlich bald regte sich mein Bauchgefühl. Meine alte Leinwand kam mir in den Sinn. Ich hatte sie seit langer Zeit nicht mehr genutzt, sie aber immer in der Abstellkammer aufbewahrt. Ich erinnerte mich sogar noch an eine große Palette Acrylfarben, die ich mal gekauft, aber nie genutzt hatte.

Ich spürte ein freudiges Kribbeln im Bauch und beschloss zu malen.

Innerhalb kurzer Zeit hatte ich mir eine Atelier-Ecke im Wohnzimmer aufgebaut: Leinwand, Staffelei, Acrylfarben, Pinsel. Alles, was mein Künstlerherz begehrte.

Ich zog mich noch einmal kurz um und trug nun die Latzhose, die ich früher oft beim Malen anhatte. Sie war königsblau und von oben bis unten mit vertrockneten Farbklecksen besprenkelt, sodass ich beim Malen nicht darauf achten musste, ob ich mich erneut bekleckerte.

Ich hatte seit einer gefühlten Ewigkeit nicht mehr gemalt und bemerkte, wie mich eine wohlige Nostalgie überkam. Immerhin hatte das Malen früher zu meinen Lieblingsbeschäftigungen gehört.

Bevor ich loslegte, entschied ich mich dazu, den nostalgischen Moment vollständig zu machen. Ich schaltete Musik an und spielte meine alten Jazz-Playlisten, die ich schon so oft rauf und runter gehört hatte. Energiegeladen machte ich mich ans Malen.

Ich malte ganz intuitiv einen Himmel auf die Leinwand. Dunkle Wolken waren an den äußeren Rändern der Leinwand verteilt. Der Blick aus meinem Fenster war meine Inspiration.

In der Mitte des Bildes lichtete sich der Himmel

und zeigte sein sattes Blau hinter den Wolken. Etwas weiter rechts ins Bild malte ich eine strahlende Sonne. Ihr Licht hüllte die Ränder der Wolken in sattes Weiß. Es sah aus wie der Moment, in welchem sich eine dunkle Wolkenfront lichtet und zeigt, was sich hinter ihr verbarg: das klare, helle Licht der Sonne.

Ich schaute mir an, was ich gemalt hatte, und spürte eine starke Verbindung dazu. Auch in mir fühlte es sich ein bisschen so an, als würden sich Wolken auflockern und der Sonne Platz machen. Ich war innerlich ruhig. Mir wurde bewusst, dass auch in mir immer eine gewisse Klarheit zu finden ist, ganz gleich, wie aufgewühlt mein Leben gerade erscheint – genauso, wie die Sonne hinter jeder noch so dunklen Wolke stets da ist.

Ich nahm mir vor, mich immer wieder daran zu erinnern, dass jede Gewitterfront irgendwann wieder einem klaren Himmel weicht. Auch die Gewitterfront in mir.

Mit den letzten Pinselstrichen fühlte ich, dass das Bild fertig gemalt war. Ich schaute es an – und ich war stolz und sehr glücklich über mein Werk.

Draußen regnete es in Strömen, auf meiner Leinwand und auch in mir schien die Sonne.

Ich blickte auf die Uhr und merkte, dass Stunden vergangen waren und es bereits Nachmittag war. Ich war so in das Malen versunken gewesen, dass ich die Zeit völlig aus den Augen verloren hatte. Zum Glück spielte Zeit an diesem Tag keine Rolle.

Als ich ins Bad ging, um mir die Farbe von den Händen zu waschen, bemerkte ich, dass mein Bauch knurrte. Ich war bereit, noch etwas zu essen, und ging in die Küche.

Ich überlegte kurz, worauf ich Appetit hatte, und entschied mich für Pasta.

Ich füllte Wasser in einen Topf, gab etwas Salz dazu, schaltete den Herd ein und setzte den Topf darauf. Nun holte ich ein Schneidebrett aus dem Küchenregal und fing an, das Gemüse klein zu schneiden: Knoblauch, Zwiebeln, Karotten, Zucchini, frische Tomaten, allesamt in kleine Würfel. Als ich den Knoblauch schnitt, zog sein intensiver Duft in meine Nase. Ich liebte den Geruch von frischem Knoblauch. Die Zwiebeln waren mild, rochen frisch und brannten nicht in den Augen.

Ich gab Ölivenöl in eine große Pfanne und dünstete darin den Knoblauch und die Zwiebeln.

Der würzige Duft, der sich nun innerhalb weniger Minuten in der ganzen Küche verteilte, ließ mir das Wasser im Mund zusammenlaufen. Der Geruch von Knoblauch und Zwiebeln in Öl genügte, damit es sich in meiner Küche so anfühlte, als würde hier immerzu gekocht und ausgiebig gelebt.

Ich löschte die Zwiebeln und den Knoblauch mit einem Schuss Rotwein ab und sah zu, wie er verkochte. Dann gab ich das restliche Gemüse und eine Tasse Wasser hinzu, setzte einen Glasdeckel auf die Pfanne und ließ das Gemüse garen. Den größten Teil davon machten die Tomaten aus, die sich langsam köchelnd in eine Tomatensauce verwandelten.

Mittlerweile sprudelte das Wasser im Topf. Ich gab Nudeln hinzu und ließ sie eine Viertelstunde kochen. Währenddessen würzte ich die Tomatensauce mit frischen Kräutern, Salz und Pfeffer. Ich ließ das Ganze vor sich hin köcheln und genoss den leckeren Duft.

Ich schüttete die Nudeln in ein Sieb und ließ sie abtropfen. Nun war Essenszeit.

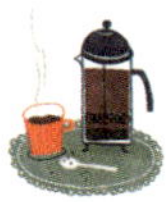

Ich servierte mir das Essen auf dem großen Tisch in meinem Wohnzimmer. Bevor ich zu essen begann, betrachtete ich die Mahlzeit auf dem Teller, jedes Detail: die satten Farben der Nudeln, der Tomaten und Zucchini, der leicht gebräunten Zwiebeln … Mit geschlossenen Augen sog ich den Duft in mich auf.

Ich dachte daran, welchen Weg die einzelnen Lebensmittel zurückgelegt hatten und wie viel Arbeit in ihr Wachsen eingeflossen war, bis sie nun als fertige Mahlzeit bei mir auf dem Tisch standen. Wie viel Sonne und Wasser das Gemüse und das Getreide gebraucht hatten, um zu wachsen, und wie viele Menschen vom Anpflanzen bis hin zum Verkauf im Supermarkt daran beteiligt waren, dass die Nahrung bis zu mir kommen konnte.

Eine tiefe Dankbarkeit für diese leckere, frische

Mahlzeit kam in mir auf, und ich genoss sowohl das Gefühl als auch das Essen in vollen Zügen.

Als ich aufgegessen hatte und noch eine Weile dort am Tisch saß, fielen mir die vielen Male ein, die ich hier mit Freunden und Familie gemeinsam gekocht und gegessen hatte. Die Erinnerungen knüpften an die Nostalgie des Vormittags an, und ich entschloss mich dazu, das Gefühl noch weiter zu füttern.

Unter meinem Bett hatte ich einen roten Karton verstaut, den ich seit langer Zeit nicht mehr herausgeholt hatte. Ich nahm ihn, setzte mich damit auf den Wohnzimmerboden und öffnete ihn, wobei mich ein inneres Kribbeln begleitete. In diesem Karton bewahrte ich Briefe, Postkarten, Fotos und andere Erinnerungen auf, die ich über die Jahre gesammelt hatte.

Ich nahm eine Erinnerung nach der anderen heraus, sah mir jede einzeln an, dachte an alte Geschichten zurück und schwelgte in ihnen.

Ich las Geburtstagskarten und Urlaubsgrüße von alten Freunden und genoss das Gefühl, dass sich so viele Menschen so oft die Mühe gemacht hatten, mir eine Freude zu bereiten. Manche Karten brachten mich zum Schmunzeln, bei einigen musste ich richtig lachen.

Ich sah alte Klassenfotos an und erinnerte mich an ehemalige Mitschüler, an die ich lange nicht mehr gedacht hatte. An all die Abenteuer aus der

Schulzeit, die so lange her waren und gleichzeitig bei längerem Erinnern doch noch so nah schienen.

Ich reiste mit den Inhalten des Kartons von meiner Kindheit bis zum heutigen Tag und dachte an all die Momente der Freundschaft und Liebe, die ich mit anderen Menschen geteilt hatte.

Wie ich da so auf dem Boden meines Wohnzimmers saß und in Erinnerungen schwelgte, wurde mir klar, wie glücklich ich mich schätzen konnte, so viele wunderbare Momente und Menschen erlebt zu haben.

Irgendwann hatte ich den gesamten Inhalt des Kartons durchgeschaut, packte behutsam alles wieder ein und setzte den Deckel wieder darauf. Ich beschloss, diese kleine Gedankenreise durch meine Vergangenheit bei einem Bad noch ein bisschen weiter auf mich wirken zu lassen und das damit verbundene Gefühl mit in den Abend zu nehmen.

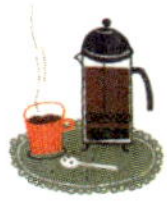

Ich ließ ein heißes Bad ein und gab ein paar Tropfen Lavendelöl in das Wasser. Der Geruch des Öls hatte eine beruhigende Wirkung auf mich.

Ich legte mich in die Wanne, schloss die Augen und genoss den Duft und die Wärme. Ich spürte, wie sich meine Bauchdecke im Takt des Atems langsam auf und ab bewegte und mein Körper sich im Wasser ganz leicht fühlte. Es war fast so, als würde ich schweben, und es war angenehm warm. Ich spürte, wie meine Muskeln sich entspannen konnten und mein Körper sich immer gelöster anfühlte. Gleichzeitig klang in meinem Geist noch die Nostalgie nach, die die Erinnerungen in mir hervorbrachten.

Nach einer Weile verblassten auch die Gedanken, und ich nahm nur noch meine Sinneseindrücke wahr: den Duft, das Licht, die Farben, die subtilen Geräusche und die Wärme des Badewassers.

Langsam schloss ich meine Augen und roch den Lavendel, lauschte dem Wasser, wie es sich mit meinem Atem bewegte, und spürte die Wärme auf meiner Haut.

So verbrachte ich noch einige Zeit in der Wanne, bevor ich die Augen wieder öffnete, ein bisschen Bewegung in meine Arme und Beine brachte und aus der Wanne stieg. Ich trocknete mich ab und zog meinen flauschigen Bademantel über.

Der Tag neigte sich langsam dem Ende zu.

Mittlerweile war es Abend geworden. Ich wollte mir zum Abschluss des Tages noch einen Kakao gönnen und mich damit auf meinen gemütlichen Wohnzimmersessel ans Fenster setzen. Wegen des späten Mittagessens war ich gar nicht mehr hungrig.

Ich genoss, wie entspannt sich mein Körper nach diesem ausgiebigen Bad anfühlte. Ich hielt die warme Tasse mit der dunklen Flüssigkeit in beiden Händen, atmete den Duft der heißen Schokolade ganz bewusst ein und blickte aus dem Fenster.

Der Regen war nur noch sehr schwach, und der Himmel lichtete sich langsam. Ich konnte ihm dabei zusehen und fühlte mich an das Bild erinnert, das ich gemalt hatte.

Innerhalb weniger Minuten war der Regen einer klaren Abendluft gewichen. Die Wolken am Himmel lockerten sich auf und machten dem blassblauen Himmel Platz. Weit hinten am Horizont zeigte sich nun die rote Abendsonne. Der Ausblick war stimmungsvoll und klar.

Ich öffnete das Fenster und ließ die frische Abendluft in das Zimmer. Die Geräuschkulisse des Regens, die den ganzen Tag im Hintergrund zu hören gewesen war, war einer angenehmen Stille gewichen.

Dieser Moment fühlte sich völlig klar an.

Von den Bäumen tropfte der letzte Regen herunter, und vereinzelt war noch Vogelgesang zu hören. Ich nahm einen Schluck vom heißen Kakao und genoss die wohlige Wärme, die sich in meinem Bauch ausbreitete.

Ich blieb eine Weile sitzen und beobachtete, wie der Himmel immer dunkler wurde. Als die roten Strahlen der Abendsonne nur noch weit hinten am Himmel zu erahnen waren und die Luft immer kühler wurde, schloss ich das Fenster und freute mich darauf, ins Bett zu gehen.

Ich putzte mir die Zähne, schlüpfte in meinen Pyjama und kuschelte mich in mein Bettzeug. Unter meiner Decke wurde mir schnell angenehm warm. Meine Matratze trug mich sicher, und mein Kopf lag auf dem weichen Kissen.

Ich schloss die Augen und horchte ein letztes Mal am heutigen Tag in mich hinein. Ich fühlte mich vollkommen entspannt.

Dieser Tag hatte mich wieder ein Stückchen mehr mit mir selbst verbunden. Er war eine Wohltat für meinen Körper und Geist gewesen. Ich fühlte mich, als hätte ich einen kurzen Urlaub gehabt, und freute mich darüber, dass ich mir diesen Tag nur für mich gegönnt hatte.

Getragen von dem Gefühl, rückten meine Gedanken von Moment zu Moment immer mehr in den Hintergrund und wichen schließlich ganz einem erholsamen und tiefen Schlaf.

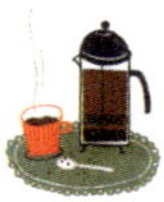

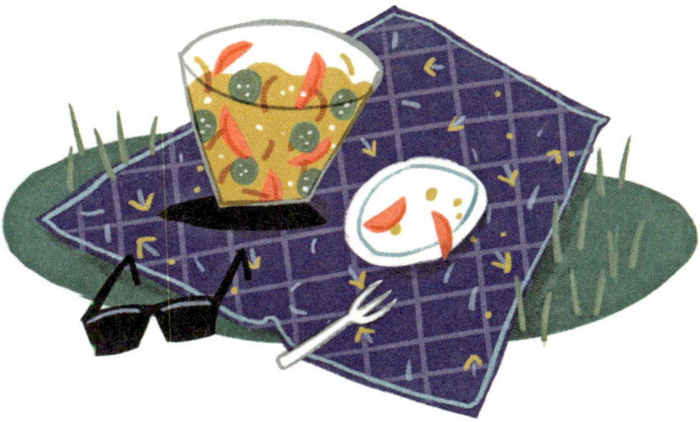

Auf der Blauen Insel

Ich trat vor die Haustür und freute mich über das angenehm milde Sommerwetter.

Es war ein Vormittag im Juni, der Himmel war strahlend blau und klar. Die Sonne warf ihre frühen Strahlen über die Straßen. Die Vögel zwitscherten munter, und es roch nach Sommer.

Ich hatte frei und nutzte die Gelegenheit, um einen Ausflug in den großen Stadtpark zu machen. Ich hatte gut geschlafen und ausgiebig geduscht. Dann hatte ich eine große Decke, etwas zu essen in den Rucksack gepackt und mich auf den Weg gemacht.

Ich liebte es, im Sommer bereits vormittags, in voller Frische, ins Grüne zu fahren. Mein Handy ließ ich bewusst zu Hause. Auch wenn sich das im ersten Moment meist ungewohnt anfühlte, hatte ich längst erfahren, wie viel schöner meine Zeit in der Natur war, während mich für eine Weile niemand erreichen und ich auch selbst keine Nachrichten verschicken konnte.

Ich holte mein Fahrrad aus dem Innenhof und schob es auf die Straße. Es war ein silbernes Rad mit braunem Sattel und einem geflochtenen Korb, der unterhalb vom Lenker befestigt war. Ich hatte es mir erst vor Kurzem gekauft. Selten war ich so bequem auf einem Fahrrad gefahren wie auf diesem – das Fahren auf diesem Rad fühlte sich wunderbar befreiend an.

Ich legte meinen Rucksack in den Korb, stieg in die Pedale und fuhr los. Ich saß aufrecht und entspannt auf dem Sattel und musste kaum Kraft aufwenden, um vorwärts zu kommen. Für eine kurze Weile fuhr ich durch die ruhigen Straßen meiner Nachbarschaft.

Der Stadtpark lag nur wenige Minuten von meinem Zuhause entfernt. Er erstreckte sich über eine riesige Fläche und zog sich über einen großen Teil der Stadt. Man konnte den gesamten Park auf Fahrradwegen befahren und so entspannt vom südlichen bis in den nördlichen Teil radeln.

Im Norden des Parks gab es eine ruhige, schöne Ecke, die ich besonders gerne besuchte und die auch heute mein Ziel war.

Als ich den Park erreicht hatte, blickte ich über die großflächige Grünanlage. Vor mir erstreckte sich eine weite, ausladende Wiese, an deren rechtem Rand der Fahrradweg entlangführte. Das Gras war in diesem Sommer bereits ziemlich hoch und wild gewachsen, und die Bäume, die die Parkanlage säumten, sahen ebenfalls prächtig und gesund aus.

Der Park war noch wenig besucht. Nur hier und da waren vereinzelt ein paar Spaziergänger, Jogger und Menschen, die sich im Gras entspannten, zu sehen.

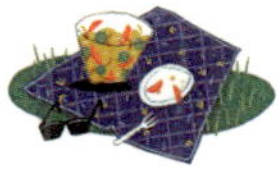

Ich war diesen Weg bereits so oft gefahren, dass ich nicht darüber nachdenken musste, wo es als Nächstes entlangging. Ich fuhr so gemächlich daher, dass es sich fast so anfühlte, als würde ich von allein über die Parkanlage schweben.

Ein frischer Sommerwind wehte über die Wiese und brachte die Bäume und ihre Blätter leicht in Bewegung. Ich spürte den Wind über mein Gesicht und durch meine Haare wehen. Er war angenehm mild und roch nach Natur. Ich hatte luftige Sommersachen angezogen und spürte den Wind auch auf meinen Beinen und den Füßen in meinen offenen Schuhen, an meinen Armen und Händen, an meinen Schultern und an dem Flattern meiner Kleidung.

In diesem Moment spürte ich, wie sich das Gefühl der Freiheit in mir ausbreitete, das so typisch für den Sommer war.

Ich atmete die frische Luft bewusst ein … und aus … und erfreute mich an diesem besonderen Augenblick.

Auf meinem Weg sah ich eine junge Frau, die auf einer mit Gänseblumen übersäten Wiese mit ihrem Hundewelpen spielte. Es war unverkennbar ein Dalmatiner – sein Fell war weiß mit runden schwarzen Flecken, und seine Ohren waren schwarz.

Der Hund wirkte freudig aufgeweckt und tollte energiegeladen über das Feld, um einen Stock zu fangen, den sein Frauchen gerade geworfen hatte. Als er mit dem Stock zwischen den Zähnen zurückgelaufen kam, freute sich seine Besitzerin und liebkoste ihn. Sie schien mindestens genauso viel Spaß an der Übung zu haben wie der kleine Vierbeiner. Immer, wenn er bei ihr ankam, legte er das Stöckchen vor ihren Füßen ab und schaute sie leicht fragend und hechelnd mit ausgestreckter Zunge an. Sie kraulte ihm liebevoll den Nacken und sagte immer wieder »fein gemacht!«. Der Hund schien die Streicheleinheit sehr zu genießen. Sein Frauchen zog ein Leckerli aus ihrer Brusttasche und hielt es dem Welpen entgegen. Dieser nahm es ihr behutsam mit der Zunge aus der Hand und kaute eifrig darauf herum. Er schien voll und ganz zufrieden mit seiner Belohnung. Kaum hatte er aufgefressen, sprang er wieder auf und signalisierte seinem Frauchen mit erwartungsvollem Blick, dass er bereit war für die nächste Runde Stöckchenfangen. In weitem Bogen warf sie es wieder quer über die Wiese.

Das Spiel begann von vorn …

Ich war bald an den beiden vorbeigefahren und bemerkte, dass sie mich mit ihrer guten Laune angesteckt hatten. Mein Mund verzog sich zu einem breiten Lächeln, ein Gefühl, das mich glücklich machte.

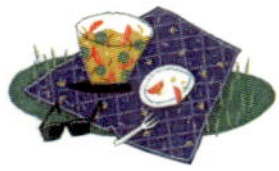

Ich erreichte eine Stelle im Park, an der ein flacher, klarer Bach entlanglief.

Ich hörte das Plätschern des Wassers, noch bevor ich es sehen konnte. Eine kurze, rundlich gebogene Steinbrücke führte über den Bach.

Als ich bis zur Mitte der Brücke gefahren war, hielt ich an und blickte über das Wasser. Ich wusste nicht genau, wieso, aber ich genoss den Blick auf das Wasser und nahm mir, wann immer sich die Gelegenheit bot, die Zeit dafür. Es fühlte sich an, als würde mir allein der Anblick Ruhe schenken.

Links und rechts vom Bach wuchsen große Sträucher und vereinzelt Bäume, deren Äste teilweise bis ins Bachwasser reichten. Das Wasser war hier relativ flach und klar, und die gräulichen Steine am Grund waren von der Brücke aus gut zu erkennen. Das Grün der Pflanzen, die am Rande des Bachs wuchsen, und die Strahlen der Sonne spiegelten sich an der Oberfläche.

Mein Blick wanderte entlang des Bachlaufes bis zu einer Stelle, an der ein kleiner, etwa einen Meter tiefer Wasserfall floss. Von Moos bedeckte Felssteine ragten hier und da aus dem Wasser heraus. An den Stellen schäumte das Wasser und bahnte sich seinen Weg sprudelnd an den Steinen vorbei nach unten. Der gleichmäßig rauschende Klang war bis zu der Brücke zu hören, auf der ich stand.

Ich hörte dem Rauschen zu und verlor mich für eine Weile im Anblick des harmonischen Flusses der Zeit. Ich nahm meine Fahrt wieder auf und fühlte mich noch entspannter als zuvor.

Nun führte mein Weg durch eine schattige Passage, umringt von hohen Bäumen und dichten Sträuchern. Es war angenehm dunkel und etwas kühler als in der Sonne.

Ich bemerkte einen Geruch, den ich zunächst nicht zuordnen konnte. Es war ein würziger Duft, der mir bekannt vorkam und meinen Appetit weckte. Kurz darauf entdeckte ich die Quelle des Dufts. Am Wegrand wuchsen kleine, flache, sattgrüne Pflanzen mit weißen, feinen Blüten: Bärlauch. Der Duft dieser Pflanze erinnert an Knoblauch. Eigentlich war die Bärlauch-Saison schon fast zu Ende, und ich war froh, ihn – vielleicht das letzte Mal in diesem Jahr – entdeckt zu haben. Der Geruch hatte meinen Appetit geweckt. Ich erinnerte mich an den Proviant, den ich mir eingepackt hatte, und freute mich auf ein kleines Picknick.

Wenige Meter weiter mündete der schattige Waldpfad in eine weite, sonnige Wiese, die von Bäumen gesäumt war. Im Gras wuchsen hier und da Löwenzahn, Gänseblumen und vereinzelt einige große Laubbäume. Ein paar andere Menschen schienen den Tag auch für einen Ausflug in die Natur zu nutzen und waren schon hier. Nun war auch ich an diesem lauschigen Platz angekommen.

Ich mochte diese Wiese, weil sie etwas abgesenkt vom Rest des Parks lag. Hier fühlte ich mich, umgeben von den Bäumen, geschützt und war ein Stück abseits vom Trubel im anderen Teil des Parks.

Ich stieg von meinem Fahrrad, schob es über die Wiese und stellte es ein paar Meter von einem Baum entfernt ab. Ich holte die blaue, mit einem weißen Blumenmuster verzierte Picknickdecke aus meinem Rucksack und breitete sie mit einem großen Schwung auf dem Gras aus. Ich mochte diese Decke sehr und besaß sie schon seit langer Zeit. Über die Jahre hatte ich viele wertvolle Momente darauf erlebt. Allein und mit Freunden. Über alle möglichen Lebensphasen hat sie mich begleitet, weshalb sie mehr für mich war als eine blaue Decke mit Blumenmuster. Wann auch immer ich auf ihr lag oder saß, fühlte ich mich wie auf einer kleinen blauen Insel. Ein kleines Stück Zuhause, wo auch immer ich war.

Ich zog meine Schuhe aus und setzte mich im Schneidersitz auf die Decke. Ich hatte Lust, zu meditieren, um noch mehr in den Augenblick einzutauchen und ihn zu genießen. Zuerst lauschte ich meiner Umgebung.

Vögel sangen klar und deutlich in den Bäumen. Wüsste ich mehr über sie, ich hätte sie anhand ihres Gesangs nach Vogelarten unterscheiden können, so sauber war der Klang ihrer Stimmen. Er belebte die ganze Umgebung. Manche der Vogellaute klangen eher melodisch, andere rhythmisch, und wieder andere waren unregelmäßig und eher kurz und dumpf. Ich spürte die Verbundenheit der Vögel untereinander, die sie mit ihrem Gesang erzeugten. Es war so, als würde ich einer belebten Unterhaltung lauschen.

Nun lenkte ich meine Aufmerksamkeit auf die eher subtilen, leisen Geräusche meiner Umgebung. Ein Windzug wehte hin und wieder über die Wiese und brachte das Laub der Bäume zum Rascheln. Auch das leise, zischende Geräusch, das der Wind machte, wenn er an meinen Ohrmuscheln vorbeizog, konnte ich vernehmen. Es war mir noch nie aufgefallen.

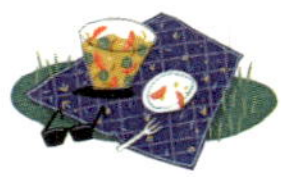

Meine Aufmerksamkeit lag jetzt ganz nah bei mir und der Wahrnehmung meines Körpers. Mir wurde bewusst, dass mein Kopf leicht nach hinten geneigt war und ich mein Gesicht in die Sonne hielt.

Ich nahm wahr, wie das Sonnenlicht wohlig warm auf meine Haut schien und sie angenehm wärmte. Ich ging mit meiner Aufmerksamkeit von meiner Stirn herunter über alle Partien meines Gesichtes und spürte überall Wärme: auf den Augenbrauen, den Augenlidern, der Nase, den Wangen, den Lippen und dem Kinn.

Danach nahm ich die Wärme der Sonne ganz bewusst am ganzen Körper, vom Kopf bis zu den Zehenspitzen, wahr … Auf dem Hals, meinem Oberkörper, den Armen, dem Bauch, meinen Oberschenkeln, Knien, Schienbeinen und auf den Fußrücken …

Es fühlte sich so an, als würde mich die Sonne mit ihrer Energie aufladen.

Ich bemerkte, dass sich meine Mundwinkel wieder zu einem Lächeln verzogen, öffnete langsam die Augen und blickte in das satte Grün der mich umgebenden Natur.

Mein Blick fiel auf ein kleines, rotes Etwas im Gras direkt vor mir. Es war ein Marienkäfer, der einen etwas größeren Grashalm hochkletterte. Der Halm schwankte dabei vom Gewicht des Käfers leicht hin und her. Als der Marienkäfer an der Spitze des Grashalms angekommen war, hörte er auf, sich zu bewegen. Es sah so aus, als würde er trotz der Schwankungen seines Untergrunds ganz unbekümmert eine Runde Sonne tanken.

Ich stellte mir vor, dass der kleine rote Käfer es genauso genoss, in der Sonne zu liegen, wie ich und fühlte mich einen Moment lang mit ihm verbunden. Ich schaute ihn noch eine Weile an und bewunderte seine schwarzgepunktete rote Schale.

Kurz darauf wanderte mein Blick ein paar Zentimeter über den Marienkäfer hinweg. Dort bewegte sich ein Löwenzahnsamen schwebend durch die Luft. Er sah aus wie ein winzig kleiner Schirm. Als ich mich ein bisschen genauer umsah, merkte ich, dass überall in der Luft kleine Löwenzahnschirmchen umherflogen. Sie schwebten langsam über die Wiese, fast wie in Zeitlupe. Ich folgte mit meinem Blick einem der Schirmchen, wie es über meine Decke flog und auf meinem Rucksack landete. Das erinnerte mich daran, dass ich mir etwas zu essen eingepackt hatte, und ich bemerkte erst jetzt meinen Hunger.

Ich öffnete meinen Rucksack und holte eine Dose mit einem blauen Deckel heraus. Darin war ein Obstsalat, den ich am Morgen zubereitet hatte. Bananen, Äpfel, Melone und Erdbeere mit ein bisschen Zitrone.

Mit großem Appetit genoss ich jeden einzelnen Bissen.

Als mit dem Essen fertig war, trank ich einen großen Schluck Wasser, legte mich auf meine Decke und holte ein Buch aus dem Rucksack. Ich nutzte meine Tasche als Kissen, setzte meine Sonnenbrille auf und begann zu lesen.

Ich hatte einen Roman mitgenommen. Er handelte von der Reise eines jungen Mannes auf seiner Suche nach einem Schatz. Die Geschichte war zauberhaft schön und nahm mich in ihren Bann. Ich versank völlig in dieser fernen, magischen Welt und vergaß die Zeit. Nach einer Weile war die Sonne so weit gewandert, dass der Schatten eines nahe stehenden Baumes meinen Platz auf der Decke erreichte. Ich empfand das etwas dunklere Licht als angenehm, nahm meine Sonnenbrille ab und las gespannt weiter.

Als es bereits Nachmittag geworden war und ich immer noch auf der Decke lag und las, wurden meine Augen immer müder. Irgendwann machte ich eine Pause vom Lesen, legte das Buch ins Gras und schloss die Augen.

Ich horchte wieder den Vögeln und dem Wind. Die Bilder der Geschichte schwirrten mir noch im Kopf herum und nahmen mich mit in einen Traum, in dem ich als Vogel durch die Lüfte flog und meine Freiheit genoss.

Ich fiel in einen angenehmen und ruhigen Mittagsschlaf auf meiner Blauen Insel im Park.

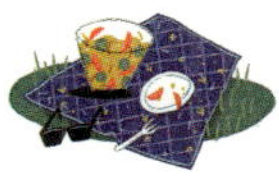

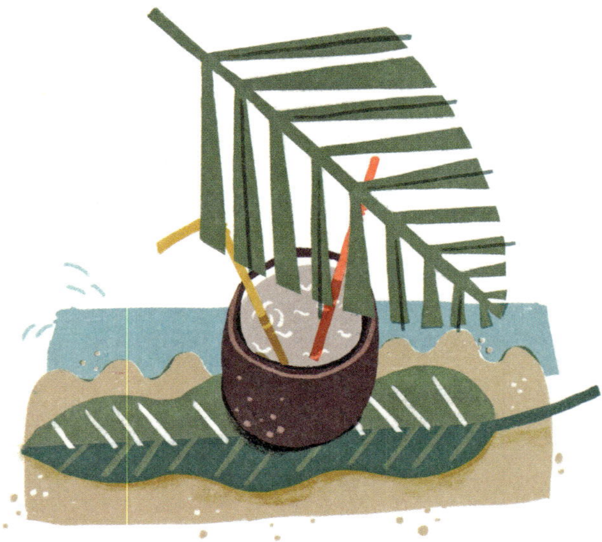

Ein Tag am Meer

Das Brummen des Motors war dem rhythmischen Rauschen des Meeres gewichen. Auf den letzten Metern zum Hafen wurde das Boot immer langsamer, bis es schließlich ganz zum Halten kam.

Ella war an ihrem Ziel angekommen. Hier sah es genauso aus, wie sie es sich vorgestellt hatte. Weiße Strände und Palmen, wo man nur hinsah. Das Meer türkisblau, im Sonnenlicht schimmernd.

Außer den drei Fahrern, die am großen Holzsteg auf die neu angereisten Gäste warteten, war hier niemand zu sehen.

Ella hatte den vergangenen Tag auf einer von Touristen belebten Insel verbracht und sehnte sich nun nach Ruhe und Entspannung, fernab von Trubel und Hektik.

Sie wusste, dass diese Insel der richtige Ort für sie war. Eine gute Freundin hatte diesen eher unbekannten Ort erst vor Kurzem besucht und hier eine sehr erholsame Zeit gehabt. Ella war von ihren Erzählungen angetan gewesen und hatte sich entschieden, selbst hierherzureisen, um komplett abzuschalten.

Ella verabschiedete sich vom Kapitän und stieg vom Boot. Sie spürte den festen Boden des Steges unter ihren Füßen. Ihr kleiner Rucksack lag sicher auf ihrem Rücken. Der Meereswind zog über ihr Gesicht, ihre Arme, Beine. Sie spürte das wohlige Gefühl von Freiheit, das sie zu Beginn von Reisen besonders stark empfand.

Nachdem sie ein paar Treppenstufen des Steges hochgelaufen war, kam sie bei den Tuk-Tuk-Fahrern an. Ihr Blick fiel auf eine Frau, die freundlich lächelte und Ruhe und Entspannung ausstrahlte. Sie saß in ihrem dreirädrigen, überdachten Fahrzeug, dessen Sitzbank einladend aussah.

Ella gab ihr ein Zeichen, dass sie mitfahren wollte.

Die Frau lächelte und ließ Ella Platz nehmen. Ella beschrieb ihr, wohin sie wollte. Die Fahrerin kannte die Adresse im Süden der Insel, was Ella als beruhigend empfand.

Ella machte es sich hinten auf der Sitzbank bequem, legte ihren Rucksack neben sich ab und freute sich auf die Fahrt durch die tropische Landschaft.

Zwischen den beiden entwickelte sich ein lockeres und angenehmes Gespräch. Die Fahrerin erzählte ihr von ihrer Familie, ihren Kindern und dem Leben auf der sonnigen Insel. Dies schien ein idyllischer Ort zum Leben zu sein. Ella fühlte sich bereits jetzt gut aufgehoben.

Der Weg führte an tropischen Wäldern vorbei, satt grün und wild. Immer wieder blitzte das Meer hinter den Bäumen hervor.

Das Tuk Tuk fuhr eine Weile einen etwas steileren Weg hinauf. Zu Ellas linker Seite wurden die Bäume nun immer weniger, bis sich wieder das weite Meer zeigte.

Die Fahrerin erzählte Ella, dass dies der höchste Ort der Insel war und man von hier aus alle benachbarten Inseln betrachten könne. Sie bot ihr an, hier kurz zu halten und den Ausblick zu genießen.

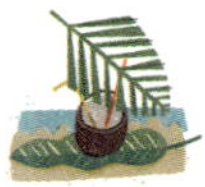

Sie hielten an einer Stelle fernab vom Fahrweg und blickten auf viele kleine und größere Inseln. Manche von ihnen bestanden aus unbewohnbaren, klitzekleinen Felsen, die aus dem Meer ragten. Auf anderen Inseln wuchsen Bäume, was sie wie winzige Wälder aussehen ließ, die vom Wasser getragen wurden. In der Ferne sah man ein paar größere, bewohnte Inseln, mit Häusern und Straßen.

Ella hatte noch nie von so einer hohen Stelle auf ein Inselmeer geblickt. Sie stellte sich all die verschiedenen Lebewesen vor, die überall, egal, ob auf ganz kleinen oder etwas größeren Inseln, ihr Zuhause hatten. Sie war dankbar, hier Gast zu sein und an dieser wunderschönen Natur teilzuhaben.

Sie bedankte sich bei der Fahrerin für diesen kleinen Zwischenstopp, und nun ging die Fahrt wieder bergab.

Irgendwann kamen sie im südlichen Teil der Insel an.

Ellas Unterkunft befand sich in einem kleinen, verträumten Dorf. Hier und da standen ein paar Häuser. Vor einigen gab es kleine Obst- und Imbiss-Stände. Man erkannte an der Menge und Größe der Häuser und Geschäfte, dass dieser Ort nicht auf Touristen ausgelegt war.

Vor einem etwas größeren Haus kamen sie zum Stehen. Es war gelb gestrichen, umgeben von Palmen. Ella erkannte es von den Fotos wieder. In der Realität sah dieses Haus noch viel schöner aus als auf den Bildern.

Auf der Veranda davor saß eine junge Frau auf einem Liegestuhl. Sie begrüßte Ella und tauschte ein paar freundliche Worte mit der Tuk-Tuk-Fahrerin aus. Sie schienen sich zu kennen.

Ella genoss es, den Inselbewohnern in ihrem alltäglichen Miteinander zuzusehen. Sie verkörperten eine Leichtigkeit und Unbeschwertheit, die ansteckend wirkten.

Als die beiden mit ihrem kurzen Gespräch fertig waren, verabschiedete sich Ella von der Fahrerin. Ella wünschte der Frau alles Gute. Insgeheim dachte sie daran, wie vielen Menschen man im Leben zufällig begegnete, mit denen man einen kurzen persönlichen Kontakt hatte und die man dann nie wiedersah.

Die junge Frau hatte sich aus dem Liegestuhl erhoben und wandte sich Ella freundlich zu. Sie hatte ihren Gast bereits erwartet und ihre Unterkunft vorbereitet. Sie erzählte Ella, dass sie selbst und ihre Familie im Vorderhaus lebten und für Besucher ein Häuschen im Garten gebaut hatten.

Sie gingen einmal um das Haus herum und liefen über den Garten zu dem etwas weiter hinten gelegenen Gartenhaus.

Der Garten war sehr gepflegt, Blumenbeete und Büsche waren symmetrisch darin angeordnet. In der Mitte des Gartens gab es eine Wasserstelle, in der ein Brunnen sprudelte und Lotusblumen an der Oberfläche des Wassers schwammen.

Ella fühlte sich sofort wohl.

In dem Gartenhaus angekommen, übergab ihr die Besitzerin des Hauses die Schlüssel, erklärte Ella ein paar Dinge zum Haus, beschrieb ihr den kürzesten Weg zum Strand und wünschte ihr einen angenehmen Aufenthalt.

Als Ella schließlich allein in ihrem Zimmer war, atmete sie einmal tief durch.

Sie atmete ein … und aus …

Endlich war sie an ihrem Rückzugsort angekommen.

Das Zimmer war stilvoll und einfach eingerichtet. Die Decke und die einzelnen Möbel waren aus dunklem Holz, und der Boden hatte ein filigran gearbeitetes Muster, an dem sich Ella nicht sattsehen konnte. Wie bei einem Mandala griffen Kreise und

Formen ineinander, dass es eine Freude für die Augen war.

Ella legte ihren Rucksack ab, zog ihre Schuhe aus und legte sich in das breite Bett. Sie wollte kurz verschnaufen. Es fühlte sich so gut an, zu liegen und die Anspannung der Reise loszulassen.

Gegenüber vom Bett führte eine große Glastür zu einem Balkon. Ella konnte den blauen Himmel von ihrem Bett aus sehen. Links und rechts der Balkontür wehten weiße Vorhänge im Wind. Die Sonne schien hindurch und tauchte den Raum in helles Tageslicht. Im Zimmer war es angenehm ruhig.

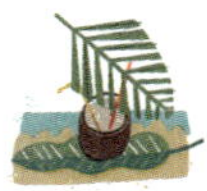

Ella ruhte sich noch eine Weile aus, bis sie sich wieder etwas kraftvoller fühlte.

Sie stand auf und lief hinaus auf den Balkon. Von hier aus konnte sie hinter ein paar Palmen den Strand sehen und spürte, wie sie Lust bekam, endlich den Sand unter den Füßen zu fühlen.

In dem sauberen und schönen Bad erfrischte sie sich und kleidete sich bequem für ihren Ausflug, packte ihren kleinen Rucksack mit ein paar Strandutensilien und verließ ihr Zimmer.

Ella ging die Straße entlang, die zum Strand führte, und betrachtete ihre Umgebung bewusst und mit Neugier.

Es war ein angenehm warmer und sonniger Tag. Die Anwohner, denen Ella auf ihrem Weg begegnete, lächelten ihr freundlich zu. Manche von ihnen winkten ihr zu. Besucher schienen hier noch eine Seltenheit zu sein.

Ella hatte ein glückliches Lächeln auf den Lippen und grüßte zurück. In ihr kam noch einmal das Gefühl der Dankbarkeit dafür auf, dass sie hier am anderen Ende der Welt bei Menschen anderer Kultur zu Gast sein und in voller Entspannung die Natur und deren Lebenswelt genießen durfte.

Sie spürte, wie sich Zufriedenheit in ihr ausbreitete.

Ella kam dem Strand immer näher und sah, wie sich der weite Horizont des Meeres Schritt für Schritt weiter vor ihr ausbreitete. Mit jedem Atemzug nahm sie den Duft des salzigen Meerwassers stärker wahr.

Am Ende der Straße saß ein Obstverkäufer auf einem Hocker unter einem Schirm. Ella bekam beim Anblick der tropischen Früchte Appetit, kaufte sich ein paar davon und eine Trinkkokosnuss.

Am Strand angekommen, sah sie weit und breit nur vereinzelt Menschen. Noch nie war Ella an so einem wenig besuchten und gleichzeitig atemberaubend schönen Strand gewesen.

Sie nahm ihre Stranddecke aus dem Rucksack, legte sie auf den Sand und setzte sich drauf.

In aller Ruhe ließ sie den Moment auf sich wirken.

Vor ihr erstreckte sich das türkisblaue Meer, das ruhig in der Nachmittagssonne funkelte. Dunkle Korallenriffe waren unter dem glasklaren Wasser erkennbar.

Der tiefblaue Himmel war wolkenlos. Im Hintergrund konnte Lena die Felsen und Inseln sehen, die sie schon von der Aussichtsstelle betrachtet hatte. Manche der Felsen waren auf Höhe des Meeres viel schmaler als an ihrer höchsten Stelle und wirkten dadurch fast schwerelos.

Sie nahm einen Schluck aus der Kokosnuss, die ihr der Verkäufer zuvor geöffnet hatte, und war überrascht, wie kühl und erfrischend der Saft dieser Frucht war. Sie trank ganz bewusst und langsam und genoss jeden Schluck.

Der leichte Wind wehte Ella durch die Haare und über ihre Haut. Sie atmete bewusst die frische Meeresluft ein … und aus…

Sie blickte aufs Meer und fühlte sich komplett angekommen.

Ihr knurrender Magen erinnerte Ella daran, dass sie schon länger nichts mehr gegessen hatte. Sie griff in den Rucksack und holte die Früchte heraus.

Die erste Frucht, die sie aß, war eine Mangostan. Sie war lila und glich in ihrer Größe und Farbe einer Pflaume. Sie war jedoch noch runder und trug einen grünen Stiel, der drei kleine, dicke Blätter hatte, die auf der Frucht aufsaßen wie eine Mütze. Ella kannte diese Frucht schon und wusste, dass sie sie in beide Hände nehmen und etwas Druck auf die Seiten ausüben musste, um sie zu öffnen. Als sie dies tat, brach die dicke Schale der Frucht, und es zeigte sich das gleichmäßig verteilte, weiße Fruchtfleisch, in Scheiben unterteilt wie eine Mandarine. Sie kostete von der Frucht und genoss den aromatischen süßen Geschmack.

Die zweite Frucht, die sie aus dem Rucksack holte, war die Jackfrucht. Diese war bereits vom Obstverkäufer aus ihrer Schale gelöst worden. Die einzelnen Stücke hatte er in ein Tütchen gepackt. Eine ganze Jackfrucht konnte mehrere Kilo wiegen und gehörte zu den größten Obstsorten der Welt. Das Fruchtfleisch war gelb wie das einer Mango. Sie schmeckte süß, hatte ein einzigartig leckeres Aroma und war besonders sättigend.

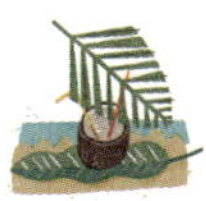

Nachdem sie eine Weile im Sand gesessen hatte, war Ella nach einem Spaziergang zumute. Sie packte ihren Proviant in den Rucksack und stand auf. Dann zog sie ihre Sandalen aus, ihre Füße versanken im puderweißen Sand. Der Sand war so fein, dass jeder Schritt wie eine kleine Massage war. Der Strand war sauber, der Sand trocken und durch die milde Sonne angenehm warm.

Ella blickte runter zu ihren Füßen und sah, wie ihre Zehen mit jedem Auftreten im weißen Sand verschwanden und mit jedem Absetzen aus dem Sand weiß gepudert wieder auftauchten. Der Sand rieselte von ihren Füßen ab und wirbelte noch kurz durch den leichten Wind, bevor er wieder auf dem Boden landete.

Ella blickte über den Strand und sah, dass er einen leichten Bogen machte und sich über mehrere Kilometer erstreckte. Den Hintergrund der Kulisse bildeten Palmen und großblättrige Büsche und Sträucher.

Der Spaziergang war so angenehm, dass sie sich dazu entschied, einfach ziellos weiterzulaufen.

Sie ging etwas näher am Wasser entlang und spürte, dass der Sand mit jedem Schritt etwas feuchter, kühler und schwerer wurde. Noch näher am Wasser umspülte das salzige Meerwasser im Rhythmus der Wellen ihre Füße. Zogen sich die Wellen zurück, sickerte das Wasser in den Sand und hinterließ ihn erst ganz nass und weich und einen kurzen Moment später etwas trockener und robuster. In diesem kurzen Moment war der Grund unter Ellas Füßen fest und eben.

Ella genoss das Wechselspiel zwischen Sand und

Meer, zwischen dem kühlen Meerwasser und dem etwas wärmeren Sand. Sie verlagerte ihre Aufmerksamkeit eine Weile lang nur auf ihre Füße. Es war so, als würde sie das Meer beim Atmen beobachten …

Die Welle kam … das Meer atmete ein …

Die Welle ging … das Meer atmete aus …

Ihre Füße wurden durch die sanften Wellen immer wieder in Wasser getaucht. Nun wollte Ella am liebsten ganz ins Wasser eintauchen.

Sie legte ihren Rucksack in den Sand, zog ihr Sommerkleid aus und lief zum Wasser. Das Wasser war kühl, was bei der strahlenden Sonne eine wunderbare Erfrischung war.

Mit jedem Schritt tauchte sie weiter hinein und fühlte, wie das Nass ihren Körper erfrischte. Sie tauchte ihren ganzen Körper ein, tauchte unter, mit Gesicht und Haaren, tauchte wieder auf und prustete und genoss die Sonne, deren Hitze ihr im Wasser nichts anhaben konnte, außer, ihr die Tropfen von der Haut zu trocknen.

Befreit und erfrischt lehnte sich Ella zurück und ließ sich an der Wasseroberfläche treiben. Das Salzwasser trug sie wie eine Feder. Die Wellenbewegungen waren sanft und wippten sie langsam hin und her. Ella machte intuitiv kleine, feine Bewegungen, die ihr Gleichgewicht hielten.

Sie blinzelte und erblickte den blauen Himmel. Tiefes Blau, wohin sie auch sah, gerade so, als würde sie schweben. Ella schloss die Augen und spürte die Wellenbewegungen des Wassers.

In diesem Moment war sie ganz im Hier und Jetzt angekommen und dachte an nichts anderes mehr.

Ella wusste nicht, wie lange sie da im Wasser gelegen und das Nichtstun genossen hatte. Irgendwann spürte sie Müdigkeit in sich aufkommen. Sie ging aus dem Wasser, nahm ihren Rucksack und machte sich auf die Suche nach einer schattigeren Stelle, an der sie sich etwas länger ausruhen konnte.

Nach nur einigen Hundert Metern fand sie den perfekten Ort dafür. Zwischen zwei großen Palmenbäumen war eine Hängematte gespannt. Drumherum standen noch ein paar Palmen, die Schatten auf die Stelle warfen. Die Hängematte war robust und wirkte einladend.

Ella legte sich hinein und blickte aufs Meer, auf die Felsen, die benachbarten Inseln. Sie hörte dem Rauschen des Meeres zu, das seine Klänge zuverlässig und rhythmisch wiederholte.

Sie schloss ihre Augen. Ihr Atem war ruhig und tief. Sie nahm wahr, dass auch ihr Atem sich zuverlässig wiederholte. Er kam und ging, genau wie die Wellen am Strand. Ihr Körper und das Meer. Sie atmeten im Takt.

Völlig eins mit ihrem Atem und ihrer Umgebung, fiel Ella in einen ruhigen und erholsamen Mittagsschlaf.

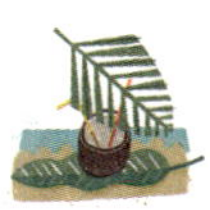

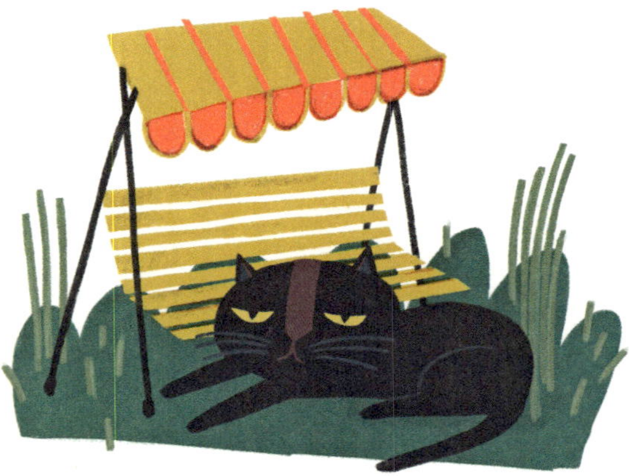

Tante Floras Garten

Kurz nachdem Max an ihrer Haustür geklingelt hatte, öffnete ihm Tante Flora mit einem freudigen Lächeln. Auch jetzt, da er längst erwachsen war, nahm sie ihn immer noch in die Arme und drückte ihn genauso wie damals in seiner Kindheit. Warmherzig und liebevoll. Er fühlte sich Jahrzehnte zurückversetzt, in die Zeit, in der sie oft auf ihn aufgepasst und sie viele Tage gemeinsam miteinander verbracht hatten.

Max war nicht überrascht, dass diese zierliche, mittlerweile grauhaarige Dame ihn noch so fest umarmen konnte. Flora war schon immer voller Energie gewesen und verteilte mit ihren feinen Lachfalten und strahlenden Augen überall gute Laune.

Max war heute zu Besuch bei seiner Tante, um ihr bei der Gartenarbeit zu helfen.

Die kalten Tage waren schon länger vorbei, und es war ein angenehm warmer und sonniger Frühsommertag – ideal, um den Garten auf Vordermann zu bringen.

Sie hatten den gesamten Tag füreinander, und

Max hatte sich schon die ganze Woche darauf gefreut. Vielleicht lag es an Tante Floras vertrauter und fürsorglicher Art, vielleicht auch an ihrem alten Haus, in dem so viele Erinnerungen aus seiner Kindheit steckten.

Immer, wenn Max hier zu Besuch war, verschwanden seine Sorgen für eine Weile, und er sah die Welt wieder wie durch Kinderaugen.

Max ging in das große Wohnzimmer, von dem aus man über eine breite Terrassentür den Garten betreten konnte. Das Zimmer sah seit Jahren immer noch so aus, wie er es aus seinen Erinnerungen kannte. Es war liebevoll eingerichtet, im Hintergrund der Kamin, an dem er im Winter oft stundenlang ins Feuer geblickt hatte. Davor stand das große, weiche Wohnzimmersofa, auf dem er seine ersten Bücher gelesen hatte und dabei so oft tief und fest eingeschlafen war. An der Wand über dem Sofa hing das große abstrakte Gemälde, das dem Zimmer mit seinen Erd- und Rottönen eine warme Atmosphäre verlieh. Auf dem Boden lag der ausladende Perserteppich, auf dem er als Kind oft – umgeben von Spielzeug – tief in seine eigene Welt versunken war.

Max setzte sich an den massiven Esstisch aus Holz, an dem er als Kind schon so oft gesessen hatte und die Beine vom Stuhl hatte runterbaumeln lassen, während Tante Flora mal wieder etwas Leckeres zubereitete.

An diesem Tag spürte er seine Füße fest auf dem Boden. Trotzdem freute er sich wie ein kleiner Junge darauf, was es jetzt wohl geben würde.

Tante Flora brachte ihm frisch gepressten Saft. Dafür hatte sie Orangen, Karotten, Äpfel, etwas Zitrone und ein paar Scheiben Ingwer in die Saftpresse gegeben, genauso, wie er es mochte. Er trank und fühlte sich durch den Saft sofort belebt und erfrischt. Dazu servierte ihm Flora ein warmes Stück von ihrer fabelhaften Quiche. Die Beste, die er je gegessen hatte.

Er aß genüsslich und hörte Tante Flora zu, die ihm Neuigkeiten aus ihrem Freundeskreis erzählte.

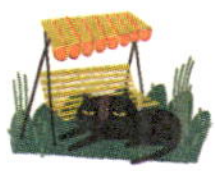

Gerade als er aufgegessen hatte, fühlte er, wie etwas Weiches, Warmes langsam seine Beine streifte. Er schaute unter den Tisch und entdeckte dort mit Freude die vertrauten runden grünen Augen von Marlon, Floras altem Kater. Max hob ihn auf seinen Schoß und begann, sein dunkelgraues Fell zu streicheln.

Das Fell war samtweich. Max wusste, wie sehr Marlon es liebte, am Hals gestreichelt zu werden, und er vernahm es aus dem genussvollen Schnurren des Katers. Marlon war ein sehr geselliger Kater, der sich sehr gerne streicheln ließ.

Nach einer Weile hatte Marlon sich wohl erst mal genug Zärtlichkeiten abgeholt, sprang geschmeidig von seinem Schoß auf den Kachelboden und tappte in den Garten.

Max war mittlerweile ganz hier bei seiner Tante angekommen und nahm Tante Floras liebevollen Blick wahr, der auf ihm ruhte. Er schlug vor, hinaus in den Garten zu gehen und mit der Arbeit zu beginnen.

Max betrat den Garten, atmete erst einmal tief ein und erfreute sich der milden Sommerluft. Die Sonne schien hell, und es wehte ein leichter Wind. Er blickte ruhig umher und sah sich diesen Ort, in dem so viele Erinnerungen steckten, aufmerksam an.

Tante Floras Haus hatte einen sehr großen, ausladenden, rundlichen Garten, der durch eine hohe, rundherum verlaufende dunkelgrüne Zypressenhecke eingegrenzt war.

Direkt am Haus war eine großzügige Terrasse aus Steinplatten. Hier standen ein hölzerner Gartentisch und eine gemütliche alte Hollywood-Schaukel.

In der Mitte des Gartens wuchs ein großer Apfelbaum, den Max früher häufig hochgeklettert war. Er hatte immer ein Comicheft mitgenommen und sich beim Blättern in dem Heft reife Äpfel gepflückt. Der Baum war schon viele Jahrzehnte alt und stand hier schon mindestens genauso lange, wie Max sich zurückerinnern konnte.

Der Baum hatte einen dicken, festen Stamm,

seine Äste und Zweige waren dicht mit Blättern bewachsen und trugen kleine, hellgrüne Äpfel, die aussahen, als schmeckten sie noch sehr sauer.

Auf der rechten Seite des Gartens lag der kleine, runde Teich, an dem sich an Regentagen im Spätsommer manchmal kleine Frösche und Kröten zu einem Besuch einfanden. Jedes Mal, wenn Max bei Tante Flora gewesen war und es geregnet hatte, war er in seine Gummistiefel geschlüpft und dorthin gegangen, um nach den kleinen hüpfenden Tieren zu suchen.

Aus dem Teich wuchsen hohes Gras und etwas Unkraut, auf dem Wasser schwamm von den Bäumen gefallenes Laub. Am Rande des Teiches lagen große, graugrüne Steine, die stark von Moos bewachsen waren.

Max entschied sich, nun mit der Arbeit loszulegen, und sprach sich mit Tante Flora ab. Sie widmete sich erst einmal ihrem kleinen Kräuter- und Gemüsegarten und entfernte dort das Unkraut.

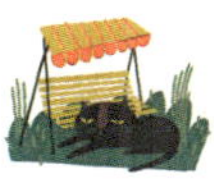

Max krempelte die Ärmel seines Flanellhemdes hoch, zog sich Arbeitshandschuhe über, nahm den Schubkarren und den Laubbesen, lief durch den Garten und sammelte das alte Laub vom Herbst und Winter ein. Tante Flora hatte es liegen gelassen, weshalb sich so viel angesammelt hatte, dass er den Karren mehrere Male volllud und zum Kompostkasten am hinteren Ende des Gartens fuhr.

In der hinteren Ecke des Gartens fand Max einen dichten Laubhaufen, den sich ein Igel gebaut haben musste. Er schaute vorsichtig nach und erkannte, dass der Igel seinen Unterschlupf schon verlassen hatte.

Igel mochten naturbelassene Orte und fanden hier, in Tante Floras wildem Garten, genau den richtigen Ort für sich. Max stellte sich den kleinen Igel vor, der in aller Geborgenheit inmitten von Laub und Erde den Winter über Sicherheit und Schutz gefunden und hier seinen erholsamen Schlaf genossen hatte. Der Gedanke ließ Max schmunzeln.

Er sammelte auch dieses Laub auf und wünschte sich innerlich, dass auch im nächsten Winter ein Igel hier seinen Unterschlupf finden würde.

Als Nächstes sammelte er mit dem Laubbesen das Laub von der Wasseroberfläche des Teiches.

Nun konnte man das Wasser im Teich wieder richtig sehen. Max sah kleine Kaulquappen, und der Gedanke, wie sie zu Fröschen heranwachsen und glücklich um den Teich herum hüpfen würden, erfreute ihn.

Die Hecke und ein paar Büsche waren von den rauen Jahreszeiten ziemlich in Mitleidenschaft gezogen worden. Max nahm die Heckenschere, stutzte Zweige und entfernte abgebrochene Äste. Auch in den Büschen stieß er an einigen Stellen noch auf Laub, zog die einzelnen Blätter heraus, sammelte sie zu einem kleinen Haufen und warf sie auf den Kompost.

Der letzte Winter war besonders lang und kalt gewesen und hatte wohl für so manchen Ast das Aus bedeutet. Es dauerte eine Weile, bis er sämtliche vertrocknete Äste entfernt hatte.

Als Max mit der Arbeit fertig war, hatte er das Gefühl, dem Leben in diesem Garten wieder den Raum gegeben zu haben, den es zum Wachsen und Gedeihen brauchte. Die Büsche und Hecken des Gartens sahen aus, als atmeten und erblühten sie nun in neuer Frische.

Als Nächstes ging er mit dem Rasenmäher über die seit dem Vorjahr nicht mehr gemähte Wiese. Von der Terrasse bis zur Hecke schob er das schwere Gerät langsam über das wilde, ungleichmäßige Gras und drehte sich ab und zu um, um zu sehen, wie er es gleichmäßig gestutzt hinter sich ließ. Langsam lief er Bahn für Bahn ab und hatte Spaß dabei, den sich mit jedem Schritt verändernden Garten zu beobachten. Er genoss es, zuzusehen, wie Tante Flora und er gemeinsam wieder Ordnung und Ruhe in diesen Ort der Erholung brachten.

Während das wild gewachsene Gras allmählich einem ebenen, grünen Feld wich, lag der Duft von frisch gemähtem in seiner Nase. Dieser Duft von frischem Heu gehörte für Max zur Gartenarbeit wie auch zu seinen wunderbaren Erinnerungen.

Er nahm einen tiefen Atemzug … atmete durch die Nase ein … und wieder aus …

Er schloss für einen Moment die Augen und atmete ein … und wieder aus …

Max öffnete die Augen und schaute sich im Garten um. Ihm fiel erst jetzt auf, wie lange es ganz offenbar nicht mehr geregnet hatte, denn die Erde unter dem Gras sah durstig und trocken aus.

Max stellte den Sprinkler mitten in den Garten, drehte den Wasserhahn vorsichtig auf und sah dem Wasser dabei zu, wie es der Erde und dem Gras in kreisenden Bewegungen eine erfrischende Dusche verpasste. Es war beruhigend, zuzusehen, wie der Sprühregen seine Kreise zog, wie der Boden das Wasser gierig aufnahm und die Tropfen sich auf den Gräsern sammelten.

Nachdem der Rasen ausreichend Wasser bekommen hatte, nahm Max den Gartenschlauch und stellte den Strahl so ein, dass das Wasser konzentrierter und kräftiger spritzte. Damit ging er zum Teich und entfernte den Dreck und das Moos von den Steinen, bis sie wieder in ihren ursprünglichen Farben erstrahlten.

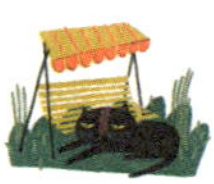

Als Max noch einmal kurz innehielt, den sauberen Teich betrachtete und durchatmete, fiel ihm auf, dass er während der Gartenarbeit den Alltag völlig ausgeblendet und hinter sich gelassen hatte, weil er tief in den Moment der Arbeit versunken war und gar nicht bemerkt hatte, wie die Zeit vergangen war.

Nun half er Tante Flora noch dabei, die Pflanzen, die im Haus überwintert hatten, hinaus in den Garten zu tragen und sie an ihren gewohnten Sommerplatz zu stellen. Darunter waren Engelstrompeten, ein kleiner Orangenbaum und ein hochgewachsener Feigenbaum, zwei Palmen und mehrere große Töpfe mit Hibiskus.

Erst seit ein paar Tagen waren die Nächte mild genug, um die Pflanzen ohne Frostgefahr unbeschadet draußen stehen zu lassen. Als die Blumen und Pflanzentöpfe im Garten verteilt waren, sah der Garten wieder genau so aus, wie Max ihn in Erinnerung hatte.

Tante Flora war sehr glücklich über das Ergebnis ihrer Arbeit. Voller Dankbarkeit umarmte sie Max, wie sie ihn schon immer als Kind umarmt hatte mit ihrer liebevollen Art, die ihm Stärke und Zuversicht verlieh, und sie bat ihn, zum Abendessen zu bleiben.

Max schaute sich um und war stolz auf sein Werk. Die Arbeit der letzten Stunden hatte sich gelohnt. Die nächsten Monate würden kommen und ihn nur noch schöner heranwachsen lassen.

Auch die Erschöpfung, die er nun spürte, war wohltuend.

Er legte sich auf die Hollywoodschaukel auf der Terrasse. Hier hatte er schon als Kind am liebsten seinen Mittagsschlaf gemacht. Damals wirkte die Schaukel riesig auf ihn, und auch heute erinnerte sie ihn noch eher an ein schaukelndes Bett als an eine Bank.

Er machte es sich bequem, legte seinen Kopf auf das große Kissen und genoss den Schatten unter der Abdeckung. Ein leichter Wind spielte mit den Zweigen der Bäume und wirkte angenehm kühl auf der Haut. Es fühlte sich gut an, nach der körperlichen Anstrengung jetzt völlig entspannen zu können.

Kater Marlon hatte Max auf der Hollywoodschaukel entdeckt und gesellte sich zu ihm. Er kuschelte sich ganz eng an Max heran und legte den Kopf auf Max' Bauch. Marlon schloss die Augen. Sein tiefes, genüssliches Schnurren wirkte beruhigend auf Max.

Die Schaukel bewegte sich ganz leicht von links nach rechts und wiegte Max in einen immer sorgloseren und schläfrigeren Zustand. Ein kleines Nickerchen könnte er vor dem Abendessen wohl noch machen. Tante Flora brauchte in der Küche meist etwas länger. Sie würde ihn schon aufwecken, wenn das Essen fertig war.

Er machte es sich noch gemütlicher auf der weichen Liege und ließ alle Gedanken und alle Anspannung los …

Kurz darauf sank er immer tiefer und tiefer in einen entspannten und erholsamen Schlaf.

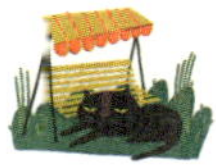

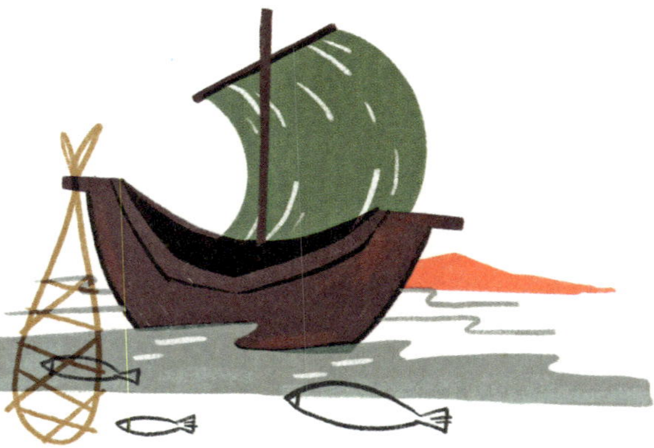

Milos Reise

Es war einmal eine malerische Stadt am Meer. Sie trug den Namen Siebenmünden und hatte einen belebten Hafen. Meistens schien hier die Sonne, und in der Luft lag der frische Duft von salzigem Meerwasser. Die Möwen flogen friedlich durch die Lüfte und sangen mit dem Meeresrauschen ein Duett.

An der Hafenpromenade gab es ein verträumtes kleines Café. Saß man hier auf einem der beliebten Terrassenplätze, konnte man den weiten Horizont über dem Ozean betrachten, den Wellen lauschen und sehen, wie Schiffe aus aller Welt in den Hafen einfuhren.

Im Café arbeitete der junge Milo mit seiner Großmutter. Seine Familie besaß das Lokal schon seit Generationen, und Milo würde es eines Tages übernehmen. Das Café war besonders beliebt für die handgemachten Küchlein, die Großmutter seit Jahrzehnten nach altem Familienrezept buk.

Jeden Tag standen Milo und seine Großmutter sehr früh am Morgen auf, mischten die verschiedenen

Teigsorten, kneteten sie und buken eine Köstlichkeit nach der anderen.

Milos Großmutter war sehr beliebt bei den Gästen des Cafés. Interessiert hörte sie sich deren Geschichten und Neuigkeiten an und tauschte nette Worte mit den Menschen aus.

Milo hingegen war oft in Gedanken versunken und bediente die Gäste eher wortkarg und abwesend. Jeden Tag schaute er aus dem Fenster und zu den Menschen, die an der Hafenpromenade entlangspazierten. Einige von ihnen waren auffallend gut gekleidet und machten einen wohlhabenden Eindruck. Milo stellte sich manchmal vor, wie es wäre, selbst ein erfolgreicher Geschäftsmann zu sein und in den schönsten Kleidern durch die Stadt zu stolzieren.

Manchmal sah er Reisende aus fernen Orten am Hafen ankommen und sehnte sich danach, auch so wie sie die gesamte Welt zu bereisen. Ein andermal sah er, wie ein Zirkustrupp mit dem Segelschiff anreiste, und stellte sich vor, wie es wohl war, als Zirkusclown Menschen auf aller Welt zum Lachen und zum Staunen zu bringen.

Die meiste Zeit des Tages verbrachte Milo damit, in seinen Gedanken woanders zu sein. Oft grübelte er auch darüber nach, ob er eines Tages das Café übernehmen sollte und ob er das überhaupt wollte. Und seine Zweifel wurden von Jahr zu Jahr stärker.

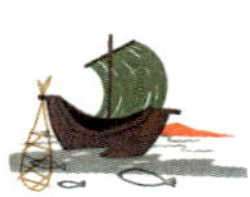

Eines Tages, als Milo mal wieder auf das weite Meer blickte und in Tagträume vertieft war, hörte er, wie seine Großmutter zu ihm sagte:

»Mein lieber Milo, ich sehe dich in letzter Zeit immer öfter grübelnd in die Ferne starren. Immer mit diesem nachdenklichen Blick. Was beschäftigt dich denn?«

Milo fühlte sich ertappt und lief rot an.

»Ich stelle mir oft vor, wie es wäre, einer der vorbeischlendernden Passanten zu sein. Und ich grüble häufig über die Zukunft oder denke an Vergangenes. Oft frage ich mich auch, ob das Glück für mich vielleicht woanders zu finden ist ».

Seine Großmutter sah ihn verständnisvoll an und lächelte. Sie legte ihre Hand liebevoll auf Milos Schulter und sagte sanft:

»Solange du woanders nach dem Glück suchst, wirst du das Glück hier nicht finden, mein lieber Milo. Ich glaube, es würde dir guttun, wenn du eine kleine Reise zum Nauberg machst. Dort gibt es einen alten Mann, dem man nachsagt, sehr weise zu sein. Mit ihm kannst du über deine Gedanken und deine Fragen zum Glück sprechen, und er wird dir dabei helfen, Antworten zu finden.«

Milo hatte schon oft vom alten Weisen vom Nauberg gehört. Menschen aus aller Welt suchten den Alten auf und stellten ihm die Fragen, die ihnen auf dem Herzen brannten. Milos Großmutter hatte sich als junges Mädchen selbst einmal auf die Reise gemacht und war bereichert wieder heimgekehrt. Milo freute sich sehr über den Vorschlag seiner Großmutter und spürte Vorfreude aufkommen.

Am nächsten Tag bereitete Milo seine Reise zum Nauberg vor, packte seine große Leinentasche mit Proviant, zog seine festen Wanderschuhe an, verabschiedete sich von seiner Großmutter und machte sich auf die Reise.

Der Himmel war strahlend blau und klar. Am Horizont entfaltete sich vor seinen Augen ein Bergpanorama, aus dem ein Gebirge besonders hervorstach. Das Gestein des Naubergs sah anders aus, es war rötlicher als das der anderen Berge und Felsen. Milo musste einfach nur dem roten Berg folgen, um ans Ziel zu kommen.

Bald schon hatte er die Stadtgrenze überquert und lief einen Landweg entlang, den sattgelbe Sonnenblumenfelder säumten. Die Pflanzen wendeten ihre gelben Blüten der Sonne zu und tankten die Wärme des Lichts. Über dem Feld flogen Bienen von Blume zu Blume und machten immer wieder Rast auf den handtellergroßen Fruchtkörben der Blüten.

Es war Sommer, und die Natur war in ihrer lebendigsten Phase. Überall sah man Schmetterlinge in allen Farben des Regenbogens. Sie flogen mit einer verspielten Leichtigkeit durch die Luft, wie Milo es von keinem anderen Lebewesen kannte. Milo schaute ihnen hinterher und spürte die Entzückung, die beim Anblick dieser farbenfrohen Wesen in ihm aufkam.

Er lief noch eine Weile an den Sonnenblumenfeldern entlang und wurde innerlich immer ruhiger und entspannter. Jede innere Aufregung war beim Anblick der schönen Natur verflogen, und nun ließ er seine Gedanken schweifen.

Nach einer Weile lagen die Felder hinter ihm, und Milo lief durch einen Wald. Die Sonne schaffte es kaum durch die meterhohen Tannenbäume, an einigen Stellen aber gelangten ihre goldenen Strahlen auf den Boden. Die Luft war im Schatten der Bäume etwas kühler und süßer und roch nach Erde und Harz. Aus den Baumkronen vernahm er den melodischen Gesang der Waldvögel. Die Vögel genossen hörbar die Sicherheit und Ruhe des Waldes.

Den Weg bedeckte ein Teppich aus Baumnadeln, der sich unter Milos Füßen weich und angenehm anfühlte und hin und wieder ein leises Knacken von sich gab.

Milo lief immer tiefer und tiefer in den Wald hinein und genoss den Schatten und die urwüchsige Atmosphäre der Natur. In ihn war eine Ruhe eingekehrt, die er lange nicht mehr so wahrgenommen hatte. Er atmete die Waldluft tief ein und entspannt wieder aus. Mittlerweile fühlte er sich sehr verbunden mit dem Wald und nahm die Eindrücke genüsslich in sich auf, ohne an irgendetwas anderes zu denken.

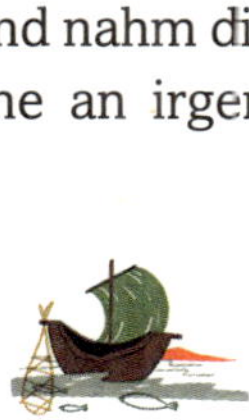

Nun wurde der Wald langsam wieder etwas lichter, und Milo bemerkte, dass sich der Waldweg dem Ende näherte. Am Rand des Waldes erblickte er ein dunkelblaues Gewässer. Die Sonne stand schon deutlich tiefer und hüllte die Natur in wärmeres Licht als zuvor.

Milo erkannte das Gewässer als breiten und ruhig strömenden Fluss. Als Milo sich dem Fluss näherte, rückten die Vogelgesänge des Waldes immer weiter in den Hintergrund, und der Fluss offenbarte seine angenehme Stille. Außer einem dezenten und beruhigenden Plätschern des Wassers war nichts mehr zu hören. Geradeso, als würde das Wasser allen Lärm absorbieren. Diese Ruhe kannte Milo von der stillen See am frühen Morgen, wenn noch keine Boote umherfuhren.

Am Flussufer schaute Milo vergeblich nach einer Brücke, die ihn über den Fluss führen würde. Am anderen Ufer sah er flache, grüne Felder und einen Holzsteg, an dem ein Fischerboot lag. Im Hintergrund erkannte Milo den roten Nauberg am Horizont. Er war seinem Ziel schon sehr nah. Milo wusste zwar nicht, wie er über den Fluss kommen sollte, wusste aber, wohin sein Weg führte.

Er atmete tief ein … und langsam wieder aus.

Milo setzte sich ans Ufer und betrachtet das stetig vor sich hinfließende Gewässer. Er machte es sich im Gras gemütlich und gönnte sich eine Pause. Genüsslich aß er seine mitgebrachte Mahlzeit und nahm den Geschmack mit jedem Bissen bewusst wahr.

Er blickte auf den in der Abendsonne schimmernden Fluss und war innerlich völlig entspannt. Die anfängliche Aufregung wich einem inneren Vertrauen. Er würde schon eine Lösung finden.

Er packte eine kleine Decke aus, die er mit auf die Reise genommen hatte, legte sich darauf und schaute in den frühabendlichen Himmel. Sein Blick folgte den Wolken, und er ließ seiner Fantasie freien Lauf. Er entdeckte alle möglichen Formen in den Wolken, darunter eine Wolke, die dem Nauberg glich.

Gerade, als er an nichts anderes mehr dachte und sein Blick wie hypnotisiert den Wolken folgte, vernahm er eine freundliche Stimme.

»Hallo?«

Milo richtete sich auf.

Ein Fischerboot war vom anderen Ufer gekommen und hatte an einem Steg in unmittelbarer Nähe angelegt. Ein älterer Mann mit einem langen grauen Bart lächelte Milo vom Boot aus freundlich an. »Soll ich dich mit rübernehmen? Ich setze für heute das letzte Mal über. Dann erst wieder morgen früh.«

Eine Fügung!, dachte Milo und war dankbar, ohne zu wissen, an wen er seinen Dank richten sollte.

Milo erzählte dem Fischer vom Grund seiner Reise zum Nauberg und dass er das Angebot dankend annehmen würde.

Er stieg in das hölzerne Fischerboot und setzte sich dem alten Mann gegenüber.

Die Fahrt war angenehm und ruhig, und weil der Fluss hier besonders breit war, dauerte sie eine Weile.

Milo blickte über das in kleinen Strudeln fließende Wasser und konnte unter der Oberfläche Fischschwärme erkennen.

Milo interessierte, wer ihm da gegenübersaß.

»Hast du auch eine Geschichte, die du mir erzählen möchtest?«, fragte er den alten Fischer.

Der Fischer begann, von seinem Leben zu erzählen. Dass er dieses Boot seit über dreißig Jahren besaß, täglich damit von Ufer zu Ufer fuhr und dabei allerlei Fische fing. Die verkaufte er frühmorgens auf dem Markt in der nächsten Kleinstadt, wo er und seine mittlerweile erwachsenen Kinder lebten und arbeiteten. Er erzählte, wie er sich früher immer nach großen Abenteuern sehnte und eines Tages anfing, als Fischer zu arbeiten, um etwas Geld zu sparen und dann weiterzuziehen. Und wie er bald eine Erfüllung beim Fischen empfunden hatte, wie er sie noch nie im Leben gekannt hatte. Und obwohl es fortan und seitdem derselbe Fluss war, den der Fischer tagein, tagaus befuhr, so lernte er doch bald, dass das Wasser des Flusses nie das gleiche war.

Manchmal schoss es wild aufgetürmt zwischen den Ufern einher. An solchen Tagen konnte der Fischer mit etwas Glück sehr viele und darunter recht große Fische fangen.

Andere Male lag das Wasser still und klar wie an

diesem Tag, und er konnte seine Arbeit entspannt verrichten und sich treiben lassen.

An wieder anderen Tagen, nach längerem Regen, stand das Wasser hoch, es floss rasant und nahm eine bräunliche Farbe an. An solchen Tagen war das Fischen nicht ergiebig, und der Fischer lernte, sich dann eine Pause zu gönnen und dem Fluss seine Zeit zu geben, bis er sich wieder beruhigt hatte.

Der Fluss hatte ihm beigebracht, dass die Welt immer in Bewegung bleibt und das Leben sich am schönsten anfühlt, wenn man sich mit der Veränderung treiben lässt und sie akzeptiert, anstatt gegen sie anzukämpfen. Als Fischer auf diesem immer gleichen Fluss hatte der alte Mann einst gelernt, darauf zu vertrauen, dass er auf dem richtigen Weg war, und aufgehört, sich nach einem anderen Leben zu sehnen. Er genoss das Fischen so sehr, dass er seine abenteuerlichen Reisepläne losließ, in der nächsten Stadt eine Familie gründete und die Dinge nahm, wie sie kamen.

Ins Zuhören versunken, bemerkte Milo erst jetzt, dass das Boot längst am anderen Ufer angekommen war. Er bedankte sich für das bereichernde Gespräch, fühlte sich inspiriert und ausgeglichen.

Der Fischer verabschiedete sich und wünschte Milo alles Gute auf seiner Reise.

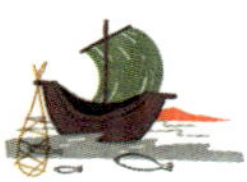

Milo lief über die Felder auf der anderen Seite des Ufers, den Nauberg vor Augen.

Allmählich wurde es immer dunkler, und der Abend brach an. Wolken sammelten sich am Himmel. Milo wollte auf seiner Decke unter freiem Himmel schlafen. Als es richtig dunkel war und er nach einem Schlafplatz Ausschau hielt, fühlte er Regentropfen auf seiner Haut.

Mit Regen hatte er nicht gerechnet. Milo überlegte, was er tun sollte. Weit und breit war kein Plätzchen, wo er sich vor dem Regen schützen konnte.

Er ging in sich und spürte eine innere Ruhe und Vertrauen, dass er schon noch eine Möglichkeit des sicheren und trockenen Schlafens finden würde. Also lief er ruhig weiter und freute sich über den erfrischenden Sommerregen auf seiner Haut.

Milo ging eine Weile durch den Regen und erblickte dann ein Bauernhaus, in dem Lichter brannten. Er klopfte an die Tür und wurde von einer freundlichen Frau begrüßt.

»Mich hat der Regen überrascht«, sagte er noch etwas kleinlaut, »und ich werde heute nicht mehr an meinem Ziel ankommen. Hätten Sie einen Schlafplatz für mich?«

Als hätte sie auf ihn gewartet, lud ihn die Frau ein, hereinzukommen.

Als sie am Tisch saßen, erzählte er ihr von seiner bisherigen Reise und auch von seinem Ziel.

Sie bot ihm die Schlafkammer an, in der sie hin und wieder Gäste unterbrachte. Milo war sehr dankbar für die Gastfreundschaft der Frau und legte sich in ein gemütlich hergerichtetes Bett.

Nach einem ausgiebigen Frühstück am nächsten Morgen fühlte er sich ausgeruht und stark genug für den weiteren Weg. Milo bedankte sich herzlich bei der Gastgeberin und fand sich kurz darauf wieder in der ihm so vertraut gewordenen Natur.

Nach dem Regen war der Himmel wieder klar und hell, und Milo folgte weiter seinem Ziel, dem Nauberg. Der Weg dorthin wurde nun weniger eben und ziemlich hügelig.

Nachdem er einige Stunden durch hügelige Landschaften gewandert war, fand sich Milo am Fuße des Naubergs vor einer bescheidenen kleinen Holzhütte wieder. Das vor ihm aufragende Gebirge lag rotbraun leuchtend in der Nachmittagssonne.

Auf den Berg führten verschiedene Pfade. Milo wusste nicht, welcher von ihnen ihn zum Haus des weisen Mannes bringen würde. Er entschied sich, den Bewohner der Holzhütte nach dem Weg zu fragen.

Die Tür stand offen, in der Hütte war es schattig, und Milo fand sich inmitten einer gemütlichen Einrichtung wieder. Es war niemand zu sehen oder zu hören. Erst als er auf die Veranda hinaustrat, sah er einen älteren Mann, der dort auf einer Holzbank saß und in aller Ruhe seinen Blick über die Landschaft schweifen ließ. Der Mann bemerkte Milo und wies mit einer ruhigen Geste auf eine bequeme Bank.

»Du siehst aus wie ein müder Wanderer. Bist wohl schon lange unterwegs.«

Das war keine Frage, sondern mehr eine Feststellung gewesen, und Milo nickte dankbar, während er Platz nahm.

Als wäre es das Selbstverständlichste von der Welt, stand der Mann auf und bot sich an, Milo eine kühle Limonade zu holen. Milo nahm das Angebot sehr gerne an. Die Aussicht auf eine kurze Rast auf der bequemen Bank war beruhigend für ihn.

Kurz darauf saßen sie nebeneinander, schauten in die Ferne, denn von hier reichte der Blick über das ganze Land bis hin zum Meereshorizont. Am Himmel zog hier und da ein Vogel seine Bahn.

Milo erzählte dem alten Mann, dass er aus Siebenmünden hierhergereist war und nach einem alten Weisen suche, von dem es hieß, er verfüge über so viel Wissen, dass er sämtliche Fragen beantworten könne.

Der Mann lächelte verschmitzt.

»Es wohnt niemand auf dem Nauberg. Dies hier ist die einzige Hütte weit und breit. Welche Fragen beschäftigen dich denn? Vielleicht kann ich ja helfen?«

Milo überkam das Gefühl, dass der Mann, den er gesucht hatte und für dessen Rat er so weit gereist war, bereits vor ihm saß.

Also erzählte ihm von seinen Grübeleien und den vielen Sorgen. Er sei hergekommen, um eine Antwort zu finden, wie er innerlich ruhiger werden konnte.

Der alte Mann schaute nachdenklich.

»Wie fühlst du dich denn gerade jetzt? Jetzt, in diesem Augenblick?«

Milo schloss die Augen, fühlte in sich hinein und erspürte dort die innere Ruhe und Klarheit, die er seit Antritt seiner Reise in sich trug.

»Ich bin ruhig und zufrieden. Seitdem ich diese Reise angetreten bin, hatte ich gar nicht das Bedürfnis, viel nachzudenken, und habe die Dinge einfach auf mich zukommen lassen«.

Der alte Mann zog die Augenbrauen hoch.

»Hast du gefunden, wonach du suchtest?«

Er lächelte Milo an, und Milo lächelte zurück.

Milo dachte an die wunderschöne Landschaft, durch die er gewandert war, die strahlenden Sonnenblumenfelder, den schattigen Wald, er dachte an den breiten Fluss und den freundlichen Fischer und seine Geschichte, er dachte an den warmen Sommerregen und an die gastfreundliche Bäuerin, die ihn aufgenommen hatte. Er dachte an den Nauberg, den er die ganze Zeit als Ziel vor seinen Augen gehabt hatte und an dessen Fuße er sich nun befand. Er wusste, dass ihn seine Reise etwas gelehrt hatte:

Er war seine gesamte Reise über im Hier und Jetzt gewesen, hatte sein Ziel zwar vor Augen gehabt, es aber geduldig und achtsam verfolgt, ohne den jetzigen Moment aus den Augen zu verlieren.

Milo hatte seine innere Ruhe gefunden.

Er lächelte den alten Mann an und nickte schweigend.

Die beiden saßen ruhig und entspannt auf der

Bank und blickten in die Ferne. Milo hatte noch nie im Leben so viel innere Ruhe und Entspannung gespürt. Er hatte seine Gedanken an die Vergangenheit und die Zukunft losgelassen und war im Jetzt angekommen. Er spürte eine tiefe Dankbarkeit für diese Erfahrung.

In diesem Moment wusste er, dass das kleine Café am Meer genau der richtige Ort für ihn und sein Leben war. Nur dort konnte er im Hier und Jetzt leben, jeden Moment achtsam wahrnehmen und in seiner Fülle genießen. Dieser schöne Ort am Meer zeigte ihm seinen Weg ganz von allein, genauso wie Milo es auf seiner Reise erlebt hatte.

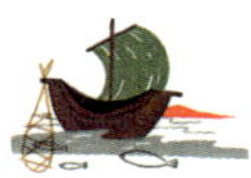

Milo bedankte sich bei dem alten Mann. Sie umarmten sich lange und hielten sich fest. Einmal mehr begriff Milo, dass nicht das Wissen, sondern der Weg zu dem weisen Alten sein Ziel gewesen war.

Tief entspannt und ausgeruht machte er sich auf den Heimweg. Wieder genoss er hin und wieder eine Rast auf seiner Decke, wieder traf er den alten Fischer auf seinem Boot, auf dem der Fischer ihn über den Fluss fuhr.

»Hast du alle Antworten gefunden?«, fragte der alte Mann verschmitzt.

Und Milo begann zu erzählen, wie viel ihm diese Reise geschenkt hatte.

Der Fischer drückte ihm zum Abschied die Hände

und ließ ihn mit einem fröhlichen Lächeln wortlos gehen.

Milo wanderte durch den Wald und über die Felder zurück in seine Heimat Siebenmünden.

Als Milo in Siebenmünden ankam, war es bereits dunkel. Die Stadt schien in einem friedlichen Schlaf zu liegen. Die Straßen waren menschenleer.

Das Haus seiner Großmutter lag direkt neben dem Café. Mit jedem Schritt vernahm Milo das beruhigende Rauschen des Meeres etwas klarer. Außer dem Meeresrauschen war Stille. Die Menschen und auch die Möwen schliefen schon längst.

Auch Milo war müde. Seine Augenlider wurden schwerer und schwerer. Jede Faser seines Körpers sehnte sich nach wohlverdientem Schlaf. Milo freute sich auf sein warmes, kuschliges Bett.

Bevor er das Haus betrat, schaute Milo noch einmal über das Meer. Im Dunkeln lag es noch friedvoller und sah magischer aus als am Tag. Der tiefblaue Himmel war klar und mit leuchtenden Sternen geschmückt, die aussahen wie Diamanten, viele klitzeklein, einige etwas größer und heller. Am hellsten leuchtete der Mond, der am Horizont sein silbernes Licht über die Meeresoberfläche warf und sie schimmern ließ. Die Wellen rauschten rhythmisch, umspülten den Strand und zogen sich zurück, immer in einer gleichmäßig ruhigen Bewegung. Manche überschlugen sich mit leisem Plätschern. Milo erkannte ihre unverwechselbare Melodie. Es schien, das Meer atmete langsam ein … und aus.

Die Wellen kommen … und gehen … Ein … und aus …

Das Meer ruhte in sich und war vom Rest der Welt unberührt.

Milo spürte eine kühle Meeresbrise auf seiner Haut und genoss die sanfte Erfrischung. Er empfand eine tiefe Verbundenheit zu seiner Umgebung und wusste, dass er hier zu Hause war – genau richtig, ganz ohne Zweifel oder Fragen.

Als Milo das Haus betrat, legte er seine Tasche ab, entkleidete sich im Badezimmer und zog ein weiches, luftiges Hemd über. In seinem Zimmer bemerkte er den Duft der Lavendelblüten, die auf seinem Nachttisch standen, und seine Handfläche fuhr über die Glätte des frisch bezogenen Betts. Seine Großmutter hatte das Zimmer für seine Rückkehr vorbereitet. Er war zu Hause.

Milo fühlte sich geliebt und geborgen.

Er legte sich ins Bett. Es war weich, die Wäsche duftete und fühlte sich frisch an in dieser warmen Nacht. Milo schloss die Augen, auf denen schwere Lider lagen, und er atmete tief ein … und aus … Von seiner neu gewonnenen Leichtigkeit getragen, fiel er in einen tiefen und glücklichen Schlaf.

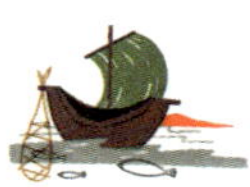

Dankbarkeit

Ich erwachte sanft von den hellen Strahlen der Morgensonne.

Als ich meine Augen öffnete und mein Blick langsam klarer wurde, blickte ich aus meinem lichtdurchfluteten Schlafzimmer und hinaus aus dem offenen Fenster. Der Himmel war tiefblau Es wehte ein angenehmer Wind durch das Zimmer Ich hörte den munteren Gesang der Vögel und lauschte ihm eine Weile. Als ich meinen Blick zur offenen Schlafzimmertür wandte, sah ich in das festlich hergerichtete Wohnzimmer. In mir breitete sich ein freudiges Gefühl aus, denn mir wurde bewusst:

Heute war mein Geburtstag.

Am Tag zuvor hatte ich bereits die ganze Wohnung für die Geburtstagsfeier hergerichtet. Am Abend erwartete ich meine Familie und ein paar gute Freunde für ein gemütliches Abendessen und Beisammensein. Alles war vorbereitet, und ich war glücklich, den Tag bis zum Nachmittag ganz für mich zu haben, bevor die Gäste eintreffen würden.

Diese Zeit für mich wollte ich an einem ganz besonderen Ort verbringen.

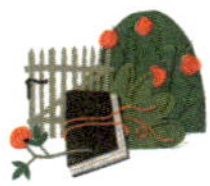

Ich ging ins Badezimmer und bereitete mich innerlich auf den Tag vor. Unter der Dusche ließ ich das warme Wasser etwas länger als sonst über meinen Kopf laufen und spürte, wie die Tropfen meine Haut massierten und mich erfrischten. Ich fühlte, wie das Wasser an meinen Fußsohlen auf dem Boden der Dusche vorbeifloss.

Beim Zähneputzen schloss ich die Augen und nahm ganz bewusst war, wie sich die Zahnbürste und der Schaum der Zahnpasta in meinem Mund anfühlten. Ich blickte in den Badezimmerspiegel auf mein Spiegelbild. Ich war glücklich, Geburtstag zu haben. Ich lächelte mich an. Wieder spürte ich das freudige Kribbeln im Bauch, das ich nur von meinen Geburtstagen kannte.

Nachdem ich mich angezogen hatte, packte ich meinen Rucksack für den kleinen Ausflug, den ich mir vorgenommen hatte, und verließ die Wohnung. Das Handy ließ ich zu Hause, das würde ich nicht brauchen.

Ich lief die hölzernen Stufen des Treppenhauses herunter, öffnete die Haustür und ging hinaus.

Es war Sommer, und die Luft trug noch die milde Frische des Morgens. Meine Wohnung lag direkt am großen Fluss, meinem liebsten Ort in der Stadt. Das Wasser des Flusses war an diesem Morgen türkisfarben und floss ruhig vor sich hin.

Ich lief den Kieselsteinweg seitlich des Flusses entlang. Die Bäume am Ufer des Flusses trugen dichtes Laub. Der blumige Duft der unzähligen Linden, die hier wuchsen, war erfrischend und angenehm. Egal, wie oft ich den Duft einer Linde wahrnahm, jedes Mal überraschte mich aufs Neue, welch betörenden Duft dieser unscheinbare Baum von sich gab.

Auf dem Weg kam ich an einer Bäckerei vorbei und kaufte mir dort ein frisches, noch warmes Croissant und einen Cappuccino. Dann lief ich den Weg am Fluss entlang, überquerte eine große Brücke, die zum anderen Ufer führte, und folgte dem Fluss noch ein paar Meter. Nach ein paar Minuten war ich an meinem Ziel angekommen.

Über ein hüfthohes Eisentor betrat ich den kleinen Park, der direkt vom Flussweg erreichbar war. Ich ging ein paar Schritte und entdeckte sie:

Unzählige Rosenbüsche, in allen vorstellbaren Farben und Formen, erstreckten sich vor mir. Symmetrisch angeordnet, wie ich es von Schlossparks kannte. Ich war im Rosengarten angekommen, einem kleinen botanischen Garten mit verschiedenen Rosenarten.

Um diese morgendliche Zeit war der Rosengarten meist noch menschenleer, sodass ich auch heute ganz allein hier war.

Über die Gartenanlage waren hier und da Stühle und Parkbänke verteilt, die zum Ausruhen und Verweilen einluden. Ich suchte mir eine Parkbank aus, machte es mir gemütlich und blickte auf die farbenfrohen Rosenbüsche. Ich atmete bewusst ihren Duft ein … und langsam wieder aus.

Ich packte das Croissant aus, aß es mit Genuss und trank den Cappuccino in kleinen Schlucken.

Als ich dasaß und es mir gut gehen ließ, überkam mich ein wohliges Gefühl. Ich spürte, wie es in meiner Brust aufkam und mich mit Wärme füllte. Die Schönheit des Moments wurde mir sehr deutlich, und mir wurde bewusst, dass ich gerade alles hatte, was ich brauchte, um vollends glücklich zu sein.

Ich spürte, wie sich das Gefühl der Dankbarkeit in mir ausbreitete. Ich wurde mir ebenfalls darüber bewusst, wie reich und glücklich ich mich fühlen konnte, dass ich hier, am Morgen meines Geburtstages, an einem so schönen Ort sitzen konnte und in aller Ruhe einfach nur genießen durfte.

Mich überkam das Gefühl, mich für all die Dinge bedanken zu wollen, für die ich mich glücklich schätzen konnte.

Ich griff zu meinem Rucksack und holte mein Notizbuch heraus. Es hatte einen schwarzen Einband und unbedruckte, weiße Seiten. Die Blätter waren etwas dicker und rauer als gewöhnliches Papier. Ich nahm einen Bleistift und schrieb in Großbuchstaben die Überschrift meines Eintrages auf:

»MEIN GEBURTSTAG – EIN MOMENT DER DANKBARKEIT«

Darunter schrieb ich all die Dinge, für die ich mich dankbar fühlte. Die Worte sprudelten aus mir raus, ohne dass ich darüber nachdenken musste. Sie entsprachen genau dem, was ich in diesem Moment fühlte.

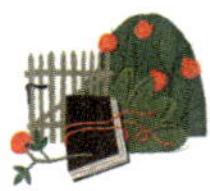

Danke für diesen Moment. Hier, umgeben von duftenden Rosen, der Himmel strahlend blau, das Herz ruhig und zufrieden.

Danke für die Natur und all ihre Farben, Gerüche, für das Licht und die Wärme, für jeden Regenbogen, den ich bisher erleben durfte, jeden Sonnenaufgang und Sonnenuntergang.

Danke für die Schönheit des frühen Morgens und die Ruhe der tiefen Nacht.

Danke, dass ich diesen Planeten mit so vielen anderen Lebewesen teilen darf und wir alle am Wunder des Lebens teilhaben.

Danke, dass ich heute ein weiteres Lebensjahr beginnen darf.

Danke, dass es Menschen in meinem Leben gibt, die sich heute Zeit für mich nehmen.

Menschen, die mir am Herzen liegen und meine schönsten Erlebnisse mit mir teilen. Menschen, mit denen ich lachen, tanzen und auch rumalbern kann. Die mich darin unterstützen, meine Leidenschaft, meine Wünsche und meine Ziele zu verfolgen. Mich immer stärken und daran erinnern, wer ich bin.

Danke, dass es auch in schweren Zeiten Menschen gab, die für mich da waren und mich durch die Dunkelheit führten, bis ich das Licht wieder sehen konnte. Die nicht müde werden, mir zuzuhören und mit mir über die Dinge zu sprechen, die mich bewegen und berühren.

Ich bin dankbar dafür, dass wir uns die Zeit nehmen, um voneinander zu lernen und miteinander zu diskutieren, auch wenn es mal schwerer ist.

Ich bin dankbar für die Fehler, die ich in meinem Leben gemacht habe, für die Konflikte, die ich überstanden habe, und dafür, dass jede dieser Erfahrungen eine Lektion in sich trug und dass all diese Lektionen mich dorthin gebracht haben, wo ich jetzt gerade bin.

Ich bin dankbar, dass ich Fehler machen darf und immer wieder zu innerer Gelassenheit finde.

Danke für all die Lehrer, die in mein Leben traten, um mich Lektionen zu lehren – danke an die Sanften und Geduldigen von ihnen, danke auch für die strengen und harschen Kritiker, auch von ihnen habe ich gelernt.

Danke für die kleinen und großen Erfolge, die ich bisher feiern durfte.

Danke, dass ich eine Ausbildung genießen durfte, die mich heute hierher gebracht hat. Die es mir ermöglicht, sicher und frei zu leben, in einem Ort, den ich zu Hause nennen kann.

Danke für mein trautes, gemütliches Heim, das mir Wärme und Gemütlichkeit schenkt.

Danke, dass ich darin Freunde willkommen heißen kann und wir gemeinsam an diesem Ort des Wohlfühlens die Zeit vergessen, essen, trinken und lachen können.

Danke für alle Urlaube, Reisen und Abenteuer, die ich bisher machen durfte. Alle fremden Orte, die ich entdeckt habe, alle neuen Gerichte und Speisen, die ich gekostet habe, den Sand der Strände, über die ich gelaufen bin, die Berge, die ich bewandern konnte, die Seen, in denen ich geschwommen bin.

Danke auch für jede neue Bekanntschaft, die ich hier oder auf Reisen machen durfte. Oft so unerwartet und schön. Und jede brachte neue Gedanken, Impulse und Gefühle mit sich.

Danke für all die Kulturen, Gewürze, Bräuche und Traditionen, die diese Welt zu bieten hat.

Danke für Musik, dass sie mich so oft zum Tanzen, Lachen und Weinen bringt.

Danke für meine Lieblingslieder, dass sie Emotionen und Erinnerungen in sich gespeichert haben und sie mir immer wieder aufs Neue schenken können.

Danke für meinen Körper, der seit meiner Geburt immer für mich da ist, mich schützt und mich durch jede noch so große Herausforderung trägt. Dieser Körper, dessen Natur und Intelligenz immer noch ein unglaubliches Wunder für mich sind. Der immer wieder aufs Neue Erschöpfung, Verletzungen und Krankheiten heilt und mir Jahr für Jahr die Kraft gibt, dieses Leben zu genießen. Dieser Körper, der mir zeigt, wann ich Ruhe brauche, und mich durchs Leben leitet.

Danke an meine Beine, die mich durchs Leben und seine Abenteuer tragen.

Danke an meine Hände, die mir ermöglichen, zu arbeiten, zu schaffen, zu kreieren und zu spielen.

Danke für alle Momente, in denen ich die Seele baumeln lassen kann, in denen ich loslassen und die Schönheit von Ruhe und Harmonie genießen darf. Ich bin dankbar dafür, dass ich den Zugang zur Meditation gefunden habe, meiner ganz eigenen Praxis, um zu Ruhe und Gelassenheit zu kommen.

Danke dafür, dass ich heute der Mensch bin, der ich bin, und dass ich heute hier sitzen und mich in Dankbarkeit üben kann. Ich bin dankbar dafür, dass ich dieses warme Gefühl empfinde.

Mit dem letzten Satz hörte ich auf zu schreiben.

Ich fühlte unendliche Dankbarkeit in meinem Brustraum, und ich spürte, dass ich der Seite in meinem Notizbuch in diesem Moment nichts mehr hinzuzufügen hatte.

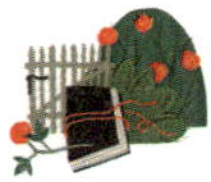

Ich legte das Notizbuch zurück in den Rucksack und blickte wieder über den Rosengarten. Ich fühlte mich so verbunden mit dem jetzigen Moment, mit jeder einzelnen Pflanze um mich herum, mit dieser Stadt, mit meinem Leben, und so blieb ich noch eine längere Weile einfach nur hier sitzen und genoss dieses Gefühl.

Gegen Mittag hatte ich Lust, mir noch etwas die Beine zu vertreten. Ich stand auf, nahm den Anblick des Rosengartens noch ein letztes Mal intensiv wahr, atmete tief ein … und machte mich beim Ausatmen auf dem Weg aus dem Garten, zurück nach Hause.

Der Fluss war immer noch türkisfarben, schimmerte nun aber noch etwas heller in der Mittagssonne. Hier und da waren Spaziergänger zu sehen. Die ersten Sonnenanbeter hatten es sich auf ihren Decken an der Wiese am Fluss bequem gemacht.

Ich nahm meine Umwelt intensiv und genüsslich wahr. Meine Beine trugen mich wie von allein und entschieden sich, noch einen kleinen Spaziergang entlang des Flusses zu machen. Ich ging also noch eine Weile am Fluss entlang, bis ich das Gefühl hatte, dass ich nun nach erfüllten Stunden eines beginnenden Tages wieder nach Hause gehen konnte.

Als ich zu Hause ankam, erinnerte mich meine schön hergerichtete Wohnung wieder daran, dass ich heute noch Gäste erwartete. Ich schaute auf die Uhr und sah, dass ich noch mehrere Stunden Zeit hatte, bis meine Freunde eintreffen würden.

Ich spürte, dass mich eine Müdigkeit überkam. Gleichzeitig kam wieder das Gefühl der Dankbarkeit in mir hoch, denn mir wurde bewusst: Ich habe genug Zeit, um mich jetzt ein wenig schlafenzulegen und noch etwas Energie für später zu tanken.

Ich zog die Vorhänge zu und stellte mir den Wecker, sodass ich rechtzeitig aufwachen würde. Ich legte mich auf mein Bett und schloss die Augen.

Ich atmete tief ein … und aus …

Ich fühlte, wie mein Bett mich sicher trug und meine Decke mich wärmte. Die Müdigkeit in meinen Füßen wurde vom wohligen Gefühl der Erholung begleitet.

Ich wurde immer müder und schwerer …

Meine Gedanken verloren sich allmählich, und ich sank in einen erholenden und ungestörten Schlaf.

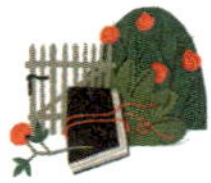

Einschlaftipps

Falls du noch Schwierigkeiten hast, einzuschlafen, habe ich hier gemeinsam mit den anderen Achtsamkeits- und Schlafexperten von 7Mind kleine Tipps zusammengetragen, die dir dabei helfen können, noch einfacher in deinen wohlverdienten Schlaf zu fallen.

1. Finde eine klare Routine

Je klarer sich deine Schlafroutine vom Rest deines Tages abhebt, desto eher wirst du in den Einschlafmodus wechseln. Ob es dein liebster Pyjama, ein Gutenachttee oder die Nachtlampe zum Lesen ist, finde eine Routine, die deinem Gehirn unmissverständlich signalisiert: Ich darf jetzt abschalten.

2. Geh offline

Solange wir erreichbar bleiben, bleibt ein Teil unseres Bewusstseins auf Abruf. Um völlig loszulassen, hilft es, das Smartphone auszuschalten oder in den Flugmodus zu wechseln und erst am nächsten Tag wieder bewusst zu aktivieren, wenn wir so weit sind.

3. Lass dir Einschlafgeschichten vorlesen

Mit der 7Mind-App kannst du dir die Einschlafgeschichten aus diesem Buch vorlesen lassen. Liebevoll eingesprochen von professionellen Sprechern und Schauspielern wie Sky du Mont. Kuschle dich in dein Bett, lehn dich zurück, und lausche den beruhigenden Geschichten mit geschlossenen Augen. Die App ist auch im Flugmodus und mit ausgeschaltetem Bildschirm nutzbar.

4. Meditation als zusätzliche Schlafhilfe

Wer regelmäßig meditiert, schläft besser. Das beweisen Studien immer wieder aufs Neue. Egal, ob du eine Entspannungs-App wie 7Mind benutzt, die spezielle Meditationsübungen zum besseren Einschlafen beinhaltet, oder ob du deine eigene Meditationspraxis entwickelst, schon nach wenigen Wochen wirst du wahrscheinlich merken, dass du innerlich ruhiger bist und schneller und tiefer schläfst.

5. Wenn du nicht schlafen kannst – versuche, es zu akzeptieren

Manchmal nehmen wir uns vor, zu schlafen, merken aber nicht, dass wir einfach noch nicht müde genug sind. Wenn wir uns ins Bett legen und innerhalb von ungefähr einer halben Stunde merken, dass wir immer noch hellwach sind, dann ist es eine gute Idee, das Bett wieder zu verlassen und noch etwas Entspanntes zu tun, eine Tasse Tee zu kochen oder eine Runde zu meditieren. Schlaf kann nicht erzwungen werden. Wenn wir ihn aber freundlich und gelassen einladen, kommt er auch.

Falls du noch mehr Tipps rund um das Thema Schlaf benötigst, höre und lies den 7Mind Podcast oder das 7Mind Magazin.

Danksagung

Ich bedanke mich als erstes bei Anna Rosenbaum von 7Mind. Ohne sie hätte keine dieser Geschichten das Tageslicht erblickt. Sie hat mich von Anfang an tatkräftig in diesem Projekt begleitet, mir dabei geholfen, die richtigen Worte zu finden und so manch tolle Idee beigesteuert.

Ich möchte mich bei meinem guten Freund Jan Stremmel und bei Thorsten Schmitz bedanken. Euren wohlwollenden Stimmen verdanke ich es, dass es zu diesem Buchprojekt gekommen ist.

Ich möchte mich bei Patricia Holland-Moritz bedanken für die überaus angenehme Zusammenarbeit. Sie stand mir über alle Phasen dieses Projektes mit professioneller Leidenschaft zur Seite.

Ich bedanke mich bei all meinen Kollegen von 7Mind, insbesondere den Gründern Manuel Ronnefeldt und Jonas Leve, die von Anfang an Unterstützer von diesem Projekt waren. Und ich bedanke mich herzlich bei Alexandra Gojowy, die mir während der Arbeit an diesem Buch mit ihrem starken Rat zur Seite stand.

Und zu allerletzt möchte ich mich aus ganzem Herzen bei meinen Freunden, meinen Eltern und meiner Familie bedanken, die immer an mich glauben, allen voran meiner lieben Mutter. Sie hat mir nicht nur die ersten Einschlafgeschichten in meinem Leben vorgelesen, sie hat mir auch die grenzenlose Liebe entgegengebracht, die mich täglich in meinem Handeln inspiriert.